• 본문과 그림에 들어간 주석은 모두 옮긴이가 추가한 것입니다.

시간에 갇힌 엄마

I STILL REMEMBER

이린 지음 · 박희선 옮김

마르코폴로

목차

『시간에 갇힌 엄마』가 한국에서 출판된다고 합니다. 참으로 설레고 기대가 됩니다.

이 책의 초판은 2021년 6월에 출간되었습니다. 그때 엄마는 이미 집에서 아주 가까운 양로원에 입주해 있었고, 언니가 매일 양로원에 가서 엄마와 함께 한나절 정도 시간을 보냈습니다. 당시 엄마의 상태는 비교적 안정적이어서 아직 가족들을 알아볼 수 있었습니다.

책이 출판된 후에 종종 "정말로 노인을 돌보는 게 자기 자신을 돌보는 것과 같나요?"라는 질문을 받았습니다. 요 몇 년간 저 자신이 겪은 변화를 통해 한국의 독자들과 이 화제에 대해 이야기해 보려 합니다.

부모님을 돌보면서 '노쇠'를 가까이서 관찰하고 그에 대한 인식을 쌓을 수 있었습니다. 부모님은 저 자신의 미래를 비춰 볼 수 있는 거울이 되었습니다. 이 거울을 보고서, 저는 자의식과 자립 능력을 상실하는 것에 대한 공포, 그리고 특히 급속한 노쇠기에 진입한 후의 고독감에 대한 공포가 심해졌습니다. 아마도 이것이 대다수의 사람들이 노쇠라는 화제를 회피하는 이유일 것입니다. 공포 속에서 살고 싶은 사람은 없을 테니까요. 하지만 때때로 공포도 원동력이 될 수 있습니다. 공포는 제가 치매를 이해하게 하고, 이 병을 예방하는 방법을 공부하게 하고, 건강하고 아름답게 늙어 가기 위해 노력하게 만들었습니다. 이 목표를 이루기 위해 오래 앉아 있고, 운동하기 싫어하고, 늦게 자고, 단 음식을 좋아하고, 편식하는 등의 나쁜 생활습관들을 고치기 시작했습니다.

가장 큰 수확은 매일 운동하게 되었다는 것입니다. 저는 매일 뜀뛰기 체조와 스트레칭과 근력운동을 합니다. 가끔씩은 왼손으로 서예를 연습하기도 하죠. 습관을 바꾸면 대뇌 활동이 더 활발해지게 할 수 있기 때문입니다. 그리고 매일 의식적으로 입꼬리를 위로 올려 웃는 연습을 합니다. 자주 웃으면 저와 주위 사람들을 유쾌하게 할 수 있기 때문이죠……. 그리하여 '천천히 늙어가는' 준비를 여러 가지 했습니다. 그림을 그려 책 한 권을 더 출판해서, 노인을 돌본 일로 인해 제게 나타난 변화를 모두와 함께 나누고 싶은 생각도 듭니다.

마지막으로, 한국 독자들이 이 책을 좋아해 주기를, 그리고 언젠가 교류할 기회가 오기를 바랍니다.

이린 亦郴

세 자매와 기억이 지워진 엄마

나는 고통과 절망과 죽음을 경험했지만,
그럼에도 이 위대한 세상에 살아 있는 것이 기쁘다.
-타고르

세 자매는 후난湖南에서 나고 자란 후, 첫째 칭야淸雅는 고향에 남고, 둘째 이린亦鄰은 광둥에서 그림을 그리고, 막내 샤오완小莞은 베이징에서 춤을 춘다.

이 책은 이린의 작품이다. 이린은 다채로운 그림과 생동감 있는 글을 통해, 세 자매가 아버지를 떠나보낸 후 서로 힘을 합쳐 어머니를 보살핀 여러 가지 이야기들을 자세히 기록했다.

아버지가 세상을 떠난 후로 어머니의 병은 나날이 깊어졌다. 백혈병 외에도 치매에 걸려 몸과 마음이 날이 갈수록 퇴화했다. 어머니는 자주 멍해지고 혼란스러워했고, 어머니 인생의 수많은 중요한 기억들이 머릿속에서 지워진 듯했다. 어머니의 기억을 다시 깨우기 위해, 이린은 그림이라는 방식으로 과거의 일을 기록했다. 부모님이 젊었을 때의 일, 그리고 세 자매가 어렸을 때 있었던 여러 가지 재미있는 일들을 그림으로 그려 어머니와 함께 그림을 보면서 이야기를 나눴다. 함께 추억하고, 생각하고, 설명하고, 어머니가 그림을 따라 그리게 하기도 했다.

어느 날, 정신이 조금 맑아진 어머니는 세 자매에 대해 이렇게 정리했다. "첫째는 성실하고, 둘째는 못됐고, 막내는 착하다." 어머니는 자매가 어릴 때의 모습을 그림으로 그리기도 했다. 그림의 선은 거침없고, 모습은 익살스러워서 우리 독자들이 그 그림을 감상하고 상상의 나래를 펼치게 해 준다. 자매가 어머니에게 더 그려 달라고 조르자 어머니는 그림을 아주 많이 그렸다. 그 가운데 몇 장은 베이징에서 열린 전시회에 출품하기도 했다. 이 책에도 몇 장을 실었다.

이린은 일러스트레이터다. 이린의 그림은 진실하고 역동적이다. 2014년에 나는 그녀를 알지는 못했지만, 그녀의 그림책 『아이와 함께 놀자陪孩子玩吧』를 아주 재미있게 읽은 터였다. 이린은 아들이 자라는 과정에서 있었던 소소한 일들을 아주 재미있게 그려냈다. 책에 실린 그림 중에 세 식구가 자전거를 타고 산 속의 오솔길을 달리는 그림이 있었는데, 가을 경치가 너무나 아름다워 그림을 계속 바라보느라 책을 손에서 놓기 힘들었다. 나는 색연필을 가져다가 몇 시간을 들여 그 그림을 따라 그리기도 했다.

막내 샤오완은 창작무용을 전공했다. 나는 2019년 초여름에 베이징에서 샤오완을 처음 만났다. 오동나무 그늘 아래 매미소리가 이따금씩 들려오는 정오 무렵에, 샤오완은 검은색 조끼와 통이 넓은 바지를 입고 미소를 띤 채 경쾌하고 빠른 걸음으로 걸어왔다. 나를 마주하자마자 그녀는 내게 오른손을 뻗었다. 악

수를 하지는 않고, 내 오른손을 붙잡고 천천히 위로, 아주 높이 들어올렸다. 그런 다음 왼쪽으로, 아래로, 뒤로 돌리면서 아름다운 호선을 그렸다. 내 몸은 그녀의 두 손이 이끄는 대로 돌고, 팔을 벌리고, 어깨를 돌리고, 허리를 내밀었다……. 분명히, 우리 두 사람은 춤을 추기 시작했다. 나는 이 일을 떠올릴 때마다 사실은 내게도 무용에 관한 세포가 있어, 이 일을 계기로 세포가 조금씩 살아나 각성을 한 건 아닐까 생각하곤 한다.

샤오완의 무용은 아주 창의적이다. 풍선이나 얇은 비닐봉지를 공중에 던졌다가 가볍게 받고, 다시 던졌다가 또 받는 것을 되풀이한다. 이렇게 하면 던지는 사람은 유연한 동작과 곧은 자세, 그리고 춤이라는 의식을 가지게 된다. 그녀의 여러 가지 기발한 생각들은 어머니를 보살피는 과정에서도 남김없이 드러났다. 말로는 다 표현할 수 없는 이런 일들도 이린의 그림으로 그려져 이 책에 담겼다.

나는 첫째인 칭야와는 만난 적이 없다. 다행히도 이린의 그림이 너무나 생생해 우리에게 탄복할 만한 큰언니의 모습을 보여주었다. 그녀는 날마다 어머니를 간호하는 중요한 임무를 맡았다. 칭야는 아주 지혜로운 동반자이다. 그녀는 온갖 방법을 강구해 인터넷에서 여러 가지 식이요법과 잼말놀이 등의 자료를 찾아서 어머니가 건강을 관리하고 두뇌를 단련하도록 도왔다. 어머니의 몸에 뭔가 변화가 생기면 칭야는 제일 먼저 발견해 해결했다. 그녀는 모든 약과 그 효과를 정확하게 알고 있어, 의사의 지도하에 조절할 수 있었다.

질병, 노화, 그리고 죽음과 동행한다는 것은 사실 공포와 절망의 길을 걸어간다는 것이다. 죽음이 그림자처럼 따라다닌다는 그 고통은 정말 말로 표현할 수 없다. 하지만 칭야는 한없는 인내심을 가지고 어머니를 대하고, 그러면서 수시로 요가 수련을 해서 정신과 체력을 회복했다. 그녀는 온 힘을 다 쏟아 필사적으로 매일을 견뎠다. 상상컨대 시간이 길어질수록 어머니를 곁에서 보살피는 일의 어려움은 점점 더 커졌을 것이다. 형이상학적이고 거대한 정신적인 역량이 없었다면 이 모든 일은 불가능했으리라.

공자는 '색난色難'이라 했다. 자식이 늘 부드러운 낯빛으로 부모를 섬기기는 어렵다는 말이다. 그렇다면, 치매로 인해 말이 통하지 않게 된 부모를 부드러운 낯빛으로 섬기기는 훨씬 더 어려울 것이다. 몇 년 동안 세 자매가 얼마나 많은 땀과 눈물을 흘렸을지, 어떤 초인적인 지혜와 감정과 행동을 짜내었을지는 하늘과 땅만이 알 것이다.

톨스토이는 『고뇌 속을 가다』에서 지극히 진실하고 선한 인간의 본성을 묘사했다. 책에 이런 구절이 있다. "맑은 물에 몸을 세 번 담그고, 핏물에 세 번 씻고, 잿물에 세 번을 삶으면 우리는 더없이 순수해질 것이다." 세 자매 역시 몇 년 동안 갖가지 연마를 거치고, 세 번, 세 번, 또 세 번의 과정을 거쳤다. 마침내 이 책이 탄생해 우리에게 그들이 지나온 과정을 보여준다.

이린은 후난에서의 여러 가지 옛일을 그렸다. 젊었을 적 어머니는 다섯 가지 일에 아주 뛰어났다. 재봉틀을 잘 다뤘고, 레닌복列寧裝*과 드라마에 나오는 유행하는 옷, 그리고 세일러 셔츠도 만들 수 있었다. 자수, 코바늘뜨기, 뜨개질, 천 염색도 할 수 있었다. 채소를 가꾸고, 닭을 기르고, 감주를 만들 수도 있었다. 소금에 절인 육포, 고추 소스, 소시지, 두부 완자, 메이더우푸霉豆腐(곰팡이 두부), 라바더우자酸豆角(발효시킨 콩), 솬더우자오酸豆角(소금에 절인 콩)를 만들 수 있었다. 어머니는 문예에 대한 소양도 깊었다. 소설 읽기와 이야기하기, 노래하기, 연기하기, 춤추기를 좋아했다. 어쩔 수 없는 병이 마치 산이 무너지는 것처럼 닥쳐와 어머니는 점점 "어린아이처럼, 그것도 귀염성 없는 아이처럼 변해서" 게걸스럽게 먹고, 몰래 먹기를 좋아하고, 큰 고깃덩어리를 찾고, 심지어 냉장고 안에 든 생 버섯과 생 만두를 설사가 그치지 않을 때까지 먹었다. 나중에는 대소변을 보는 법까지도 하나하나 다시 알려줘야 했다. 이린은 어머니의 발작적인 웃음, "몸을 부들부들 떨면서 웃음을 멈추지 못하는" 모습도 그림으로 그렸다. 이런 부분을 읽노라면 정말로 탄식하게 된다.

특히나 더 귀중한 것은, 이린이 세 자매가 어머니의 두뇌 단련을 돕기 위해 돌아가며 어머니를 '괴롭힌' 갖가지 방법에 대해서도 그렸다는 것이다. 자매는 어머니에게 뜨개질, 종이 오려붙이기, 실뜨기, 그림그리기, 책 읽기, 붓글씨 쓰기, 일기

....

* 레닌이 생전에 즐겨 입었다는 소련 복장으로 중국의 인민복과 스타일이 비슷하다.

쓰기, 잰말놀이를 시키고, 날마다 『입옹대운笠翁對韻』을 낭송하게 하기도 했다. "하늘은 땅에 대응하고, 비는 바람에 대응하고, 대륙은 상공에 대응하고……."

샤오완은 어머니와 함께 자기가 만들어낸 수화에 시낭송을 더한 놀이나, 제법 어려운 '총 한 발로 새 네 마리'라는 손가락 놀이 등 여러 가지 놀이를 했다. 어머니는 이런 놀이들에 열중했는데, 자매의 '괴롭힘'이 효과가 있었다는 뜻이리라. 예술뿐만 아니라 이런 여러 가지 것들도 어머니의 병의 진행을 늦추는 데 도움이 되었으니, 우리도 배워 둘 만하다.

멀리 베이징에 있는 샤오완은 영상통화를 할 때 어머니가 노상 인상을 쓰고 있는 것을 보면 꼭 어머니에게 웃어 보라고 했다. 샤오완은 휴대폰 카메라 앞에서 양손을 자기 뺨에 대고 입꼬리를 위로 끌어올려 웃는 얼굴을 만들고는, 어머니에게 어리광부리며 졸랐다. "엄마, 웃어요. 웃어요. 웃어 봐요." 지성이면 감천이라, 샤오완은 천금 같은 어머니의 미소를 볼 수 있었다.

오랫동안 서로 아끼며 사랑해 온 부모님 이야기도 물론 생생하게 묘사되어 있다. 아버지도 젊을 적에 군대 생활을 하고, 샹강湘江을 건너고, 연애를 하기도 했다. 부모님은 몸이 건강했을 때는 아주 활기차서, 기분이 좋을 때면 둘이서 '2인용 자전거'를 타고 골목골목을 누비며 사람들의 눈길을 끌었다.

어머니를 깊이 사랑했던 아버지는 나이가 든 후로 매일 어머니에게 안마를 해 주고, 손을 잡고 잠자리에 들었다. 어느 날 한 사람이 실수로 넘어지자, 둘이서 바닥에 앉아 한참 동안 혁명가요를 부르며 힘을 모은 다음 서로 붙잡고 끌어 주면서 일어난 적도 있었다. 서로 돕는 두 사람의 모습은, 인생에서 가장 큰 은혜는 바로 '애정지상愛情至上'이라는 것을 우리에게 알려준다.

넘치는 사랑은 자식에게까지 닿아, 세 자매는 각기 다른 방식으로 큰 사랑을 받았다. 지극히 사랑받은 자매는 마침내 부모의 은혜에 보답했기에, 이 책 속에는 감동적인 이야기가 가득하다.

자매 사이의 이야기도 아주 많다. 함께 놀고, 서로 놀리고, 연극을 하고, 서로 머리를 빗어 주고 엉덩이를 씻어 주는 이야기들도 책 속에 생생한 그림으로 묘사되어 있다.

이린은 시골 외할머니 댁에서 누렸던 "자유자재로 산으로 들로 돌아다니는 방목 생활"도 그림으로 그렸다. 특히 오리의 목을 조른 일, 언니의 머리를 때린 일, 무릎을 꿇고 벌을 선 일, 그리고 부모님에게 호되게 혼이 난 일 등, 어머니가 그녀에 대해 "못됐다"라고 말한 계기가 된 일들에 대해서도 그렸다. 호기심 많은 독자는 특히 이런 내용을 그린 그림들을 그냥 넘기지 말아야 하겠다.

이 책의 글과 삽화는 즉흥적이고, 화풍은 자유롭고 다양하다. 수묵화, 수채화, 캐리커처, 만화, 연속 그림 등……. 회화를 좋아하는 독자들은 배울 것이 많을 것이다.

이 책에는 『산촌의 대격변山鄕巨變』* 식의 유머와 허유즈賀友直** 식의 순박함이 있고, 후난의 사투리도 표현되어 있어, 책에 묘사된 그런 촌스러운 생활이 정말로 살아 볼 가치가 있는 삶이라는 것을 우리에게 알려준다. 독자는 끝까지 읽고 책을 덮은 후엔 그 귀중한, 바야흐로 사라져 가는 향토 중국의 모든 것을 그리워하며 탄식하게 될 것이다.

오늘날 우리는 초고속으로 행진하면서 출발점에서 갈수록 멀어지고 있는 것 같다. 그렇다면, 다시 좌표를 찾아 원래의 길로 돌아갈 수는 없을까? 머나먼 자연으로, 기나긴 세월로, 그리고 지고의 단순한 길로 돌아갈 수는 없을까? 후난 주저우株洲의 어느 가족의 길을 따라가는 것이 우리에게 깨달음을 준다.

살아 있는 매분 매초가 더없이 귀중하다. 인생의 어느 연령대에든 그러하다. 그렇기에 세 자매는 충분한 노력을 했고, 두 부모님도 마찬가지였다. 인생은 짧지만 죽음은 길다. 빛과 낮은 찰나이고, 어둠과 밤은 영원하다. 이 귀중한 모든

....
* 저우리보周立波의 장편소설
** 연속 그림連環畫 창작의 대가

낮 동안 타인을 위해, 그리고 자신의 생명을 위해 최선을 다하자 – 주저우의 세 자매가 그랬듯이, 모든 힘을 다하자.

이 책은 소박하고 진실해 "진심을 통해 영혼에 닿는다". 하지만 이런 소재는 그림을 그리든 글을 쓰든 상당히 어렵고 고통스럽기 때문에, 용기 있는 사람만이 할 수 있는 일이다. 그래서 나는 이린에게, 칭야와 샤오완에게, 그리고 그들의 부모님에게 진심으로 감사한다.

이 책을 만난 것은 인연이고, 기쁨이다. 이런 만남보다 더 좋은 것이 있을까?

후빙솽胡冰霜

2020년 초가을 / 청두成都 왕장러우望江樓에서

제1장
아빠가 떠나고, 엄마는 변했다

아빠의 마지막 순간,
엄마는 좀 이상했다

2017년 1월 28일 설날에, 아빠는 심부전 때문에 전신에 부종이 생겨 엄마가 아빠와 함께 병원에 가서 입원 수속을 했다.

나와 언니 칭야, 동생 샤오완까지 세 자매는 병원을 우리 집으로 삼아, 부모님과 함께 병원에서 올해 설날과 대보름을 지냈다.

2월 14일 밸런타인데이 때도 우리 세 자매는 병원에서 부모님과 함께 낭만적인 하루를 보냈다.

밸런타인데이 날, 동생은 부모님께 꽃을 사 드렸다. 병실 분위기는 한순간에 낭만적으로 변했다. 네 여자와 함께 밸런타인데이를 보내는 아빠는 기분이 좋아 계속 입을 헤 벌리고 있었다.

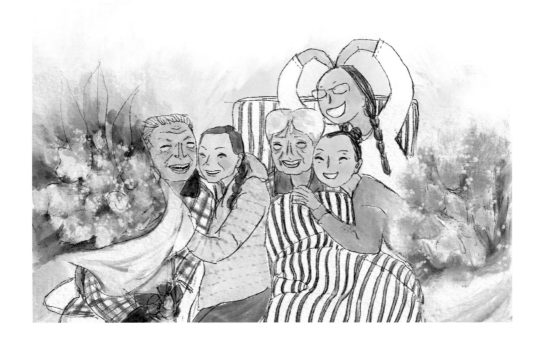

아빠가 퇴원한 후에 우리는 단지 내에 1층에 있는 방 세 칸짜리 집을 구했다. 1층이라 휠체어가 출입하기 편하니 부모님이 집 밖으로 자주 나가 산책을 할 수 있겠다는 생각에서였다. 단지 안에는 녹화가 꽤 잘 돼 있었다. 부모님이 지내는 안방은 창이 바닥까지 닿아 있어서, 커튼을 열면 꼭 바깥에 있는 것 같았다. 집 밖에 나가기는 편했지만 아빠는 밖으로 나가지 않으려 했다. 이뇨제를 복용하고 있어서 자주 화장실에 가야 했기 때문에 밖에 나가기가 불편했던 것이다.

반면에 엄마는 매일 아침마다 단지를 한 바퀴 돌면서 이웃들과 이야기를 나누고, 간단히 운동도 했다. 얼마 지난 후에 언니는 뭔가 이상하다는 걸 발견했다. 엄마가 나가는 시간이 점점 일러진 것이다. 날이 아주 춥고, 바람이 많이 불고, 비가 오는 날씨에도 엄마가 나가는 걸 막을 수가 없었다. 하루는 엄마가 현관에 서서 계속 문을 열었다 닫았다 하기에 왜 그러냐고 물었더니, 엄마는 온몸을 떨며 깔깔 웃으면서 나도 모르겠어, 라고 했다.

우리는 또 엄마의 표정이 갈수록 굳어 가는 걸 발견했다. 꼭 노상 화가 나 있는 것 같았다. 나는 예전엔 온화하고 부드러웠던 엄마가 지금은 못된 할머니가 돼 버렸다며 놀렸다. 어느 날 언니가 말했다. "엄마는 자기만 아는 사람이 돼 버렸어. 아빠한테도…… 아! 가끔씩 엄마가 이러는 걸 보면 아빠가 너무 안됐어. 난 지금 아빠가 제일 마음이 쓰여."

하루는 이런 일이 있었다. 우리는 아빠의 기분을 알 수는 없었지만, 그래도 정말 마음이 아팠다. 엄마는 평생 위생에 신경을 써 왔고, 좋지 않은 냄새가 나는 걸 허용하지 않았다. 우리는 엄마가 아빠를 싫어하게 된 것 같다는 생각이 들었다.

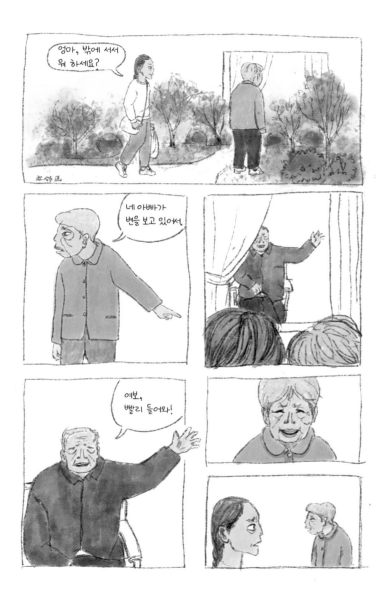

아빠는 마지막 나날들을 병원에서 보냈다. 그 당시 우리 자매는 교대로 병원을 오가면서 아빠를 간호하고, 그러면서 엄마도 돌봐야 했다. 엄마는 기분이 좋지도 나쁘지도 않은 상태로 멍하니 TV 드라마에 빠져 있었다. 우리는 가끔 엄마와 함께 병원에 아빠를 보러 가기도 했다. 엄마는 아빠를 막 만난 순간에는 감정이 격해졌지만, 잠깐 그러고 난 뒤엔 다시 무심한 태도를 보였다. 우리는 일부러 엄마를 아빠 침대 옆에 놓인 의자에 앉히고 아빠와 얘기를 나누게 했다. 하지만 엄마는 무슨 말을 해야 할지 모르겠는 양, 안부 한 마디 묻고 나면 할일을 마친 것처럼 자리에서 일어나 우리 옆에 바짝 붙어 앉았다. 우리는 아이를 가르치는 것처럼 엄마에게 알려줘야 했다. "엄마, 아빠 옆에 앉아서 아빠 손도 잡고 얘기도 좀 하세요." "알았어." 엄마는 순순히 우리 말에 따라 다시 침대 옆에 놓인 의자에 앉아 아빠의 손을 쥐고서 말했다. "치료 잘 받아요!" 그러고는 멍하니 아빠를 쳐다보았다……. 아빠는 말없이 엄마를 보며 고개를 살짝 끄덕였다.

아빠는 세상을 떠나기 전 두 달 동안은 병 때문에 가만히 누워 있지도 못할 정도로 고통스러워져서, 연신 언니에게 자세를 바꿔 달라고 했다. 엄마는 오히려 점점 더 냉담해져서는 매일 식사 후에 침대 위에 올라와 아빠 옆에 앉아 TV를 봤다. 처음에는 아빠가 해 달라는 대로 베개의 위치를 옮기거나 높이를 높여 주고, 아빠가 누운 자세를 바꿔 주기도 했다. 하지만 아빠의 요구가 갈수록 잦아지면서 엄마도 점점 더 귀찮아하게 되었다. 엄마는 결국 아예 거실에 나와 앉아 있게 되어서, 가끔은 아빠가 몇 번이나 불러야 침실로 돌아갔다.

우리는 때때로 엄마에게 예전에 엄마가 중풍에 걸렸을 때 아빠가 엄마를 어떻게 보살펴 줬는지 얘기해 주면서, 엄마가 아빠에게 좀 더 상냥하게 대해 주기를 바랐다.

한번은 아빠가 또 엄마를 소리쳐 불렀다. "여보, 당신이 내 옆에 있어 줘. 당신 이랑 떨어져 있는 게 아쉬워! 당신이 같이 있어 줘야 돼……." 엄마는 이 말을 들으면서도 그 자리에 서서 바보처럼 웃기만 했다. 언니는 아빠의 말을 듣고 이 광경을 보면서, 너무나 슬퍼져 눈물이 뺨을 타고 흘러 떨어졌다.

언니가 갔지만 아빠는 그래도
엄마가 오길 바랐다…….
아빠의 마음이 얼마나 슬플지
모르겠다.

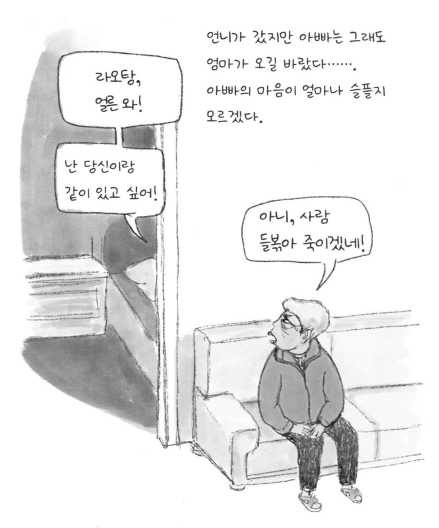

2018. 春 宇領.

아빠는 사실 계속 병원에 가기를 꺼렸다. 하지만 심장, 신장, 간까지 세 장기의 기능이 쇠약해졌고, 특히 심부전 때문에 아빠는 사는 게 죽느니만 못할 정도로 힘들어져서 결국 어쩔 수 없이 병원에 가게 되었다.

그런데 막 입원한 그 날, 견디기 조금 편해지자마자 아빠는 퇴원을 하겠다고 우겼다. 이미 저승사자가 문 밖에서 기다리고 있다는 걸 느끼기라도 했는지, 아빠는 죽더라도 집에서 죽겠다고 했다. 아빠는 단식을 하고, 주사기를 뽑고, 치료를 거부하면서 우리를 협박해 결국 퇴원이라는 목적을 달성했다. 하지만 집으로 돌아간 지 채 며칠 되지도 않아 너무 힘들어져서 본인이 다시 입원하겠다고 했다. 아빠는 참을성이 아주 강한 사람이다. 도저히 어떻게 할 수 없을 정도로 고통스러워져서 그렇게 이랬다저랬다 한 게 분명하다고, 우리는 생각했다.

그 당시 나는 아빠가 안됐기도 했고 원망스럽기도 했다. 나는 아빠가 말이 안 통하는 고집불통이라고 생각했고, 낡은 생각을 가지고 못되게 군다고 말하기도 했다. 나는 나중에 『가장 훌륭한 작별最好的告別』이라는 책을 읽었는데, 책 속에 절대다수의 노인들은 임종 전에 병원에 가지 않고 집에 머물고 싶어 하며, 이 점은 동양과 서양 문화가 똑같다는 내용이 있었다. 집은 비단 밥을 먹고 잠을 자는 장소일 뿐만 아니라, 그 안에 시간이 담겨 있는 곳이다. 집에는 오랫동안 가족과 함께 생활해 온 기록과 사람을 안심시키는 익숙한 숨결이 있다. 집에서는 자신이 주인이지만, 병원에서는 시시때때로 제약을 받는다. 자기가 주인이 될 수 있고, 안심할 수 있는 공간에서 이 세계와 작별하기를 원하지 않을 사람은 보통 없을 것이다.

안타깝게도, 나는 이 사실을 너무 늦게 알았다.

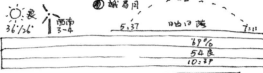

8:40

점상대쯤 응급실에서 8년간 근무한 의사의 인터뷰를 봤다. 그녀가 말했다. "나는 너무나 많은 삶과 죽음을 봐 왔어요. 뜻밖의 사고를 당한 사람도 있었고, 젊은 나이에 자살한 사람도 있었죠. 그들은 마지막 순간엔 한 사람도 빠짐없이 가족이 곁에 있어 주길 갈망했어요. 그러니까 어떤 일이든 하기 전에 가족이 어떻게 느낄지를 생각해 봐야 해요. 마지막 순간에 가족에 대한 죄책감과 후회를 가지고 떠나면 안 돼요."

16:00

엄마가 집에 혼자 있어서 나는 꼭 돌아가야 했다. 아빠에게 가 보겠다고 했더니 완강하게 고개를 저으며 나를 보내지 않으려 했다. 내가 이렇게 말하기 전까지는……

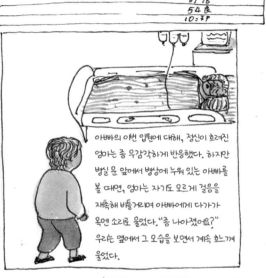

아빠의 이런 입원에 대해, 정신이 흐려진 엄마는 좀 무감각하게 반응했다. 하지만 병실 문 앞에서 병상에 누워 있는 아빠를 볼 때면, 엄마는 자기도 모르게 걸음을 재촉해 비틀거리며 아빠에게 다가가 옥먼 소리로 물었다. "좀 나아졌어요?" 우리는 옆에서 그 모습을 보면서 계속 흐느껴 울었다.

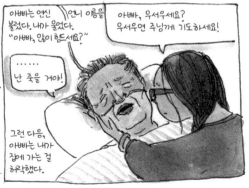

아빠는 연신 언니 이름을 불렀다. 내가 물었다. "아빠, 많이 힘드세요?"

아빠, 우서우세요? 우서우연 주님께 기도하세요!

…… 난 죽을 거야!

그런 다음, 아빠는 내가 집에 가는 걸 허락했다.

아빠는 이미 임종 직전이었다. 나는 급히 집으로 돌아와 아빠의 인민복을 챙겼다. 이 옷은 여러 해 전에 아빠가 동생에게 사 놓으라고 한 것인데, 아빠는 이 옷을 입고 떠나고 싶어 했다. 나는 엄마가 감정을 통제하지 못할까 봐 두려워 엄마에게 말할 수가 없었다. 다행히 엄마는 아주 차분했다. 나는 엄마가 정신이 흐려져 이 옷의 의미를 알지 못하게 된 것인지, 아니면 이미 마음의 준비를 마쳐서 아빠의 마지막을 평온하게 배웅할 수 있게 된 것인지 잠시 분간하지 못했다.

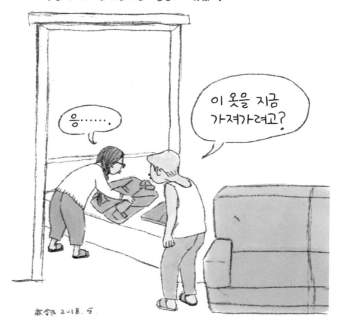

아빠가 떠나고 난 후, 우리는 엄마가 감정을 다스리지 못할까 봐 걱정이 되어 아빠의 영정 앞에 데려갈 엄두가 나지 않았다. 하지만 엄마가 아빠에게 마지

막으로 작별 인사를 할 권리를 빼앗으면 안 된다는 생각도 들었다. 그래서 엄마에게 아빠한테 작별 인사를 하고 싶냐고 물었더니, 엄마는 고개를 끄덕이며 말했다. "50년이 넘게 부부로 살았잖니!" 그러더니 무거운 한숨을 쉬었다. 하지만 엄마는 영정을 모신 방 입구까지 가자 갑자기 누군가에게 토라지기라도 한 듯이 "안 가!" 라고 말했다. 그러다가 조금 지나니 또 "50년을 넘게 부부로 살았는데!" 하는 것이다. 나는 엄마에게 그래도 가 보고 싶은 건지 물었다. "그럼, 네 아빠를 보러 갈까?" 엄마는 마치 내 의견을 구하는 것 같았다. 나는 엄마가 무슨 생각을 하는지 알 수가 없어 마음속에 의문이 가득 찬 상태로 엄마와 함께 영정이 모셔진 방으로 갔다. 엄마는 감정이 한순간에 격해져서는 비틀거리며 작은 소리로 외쳤다. "라오탕老唐, 내가 당신 보러 왔어요……." 그러더니 얼굴을 가리고 흐느껴 울었다. 나는 엄마가 감정을 통제하지 못할까 봐 걱정하고 있었는데, 뜻밖에도 엄마는 바로 다음 순간 표정이 평소대로 돌아오더니 아빠의 영정 사진을 가리키며 잡담이라도 하듯이 말했다. "네 아버지 저 사진은 울상으로 나왔어. 사진이 별로야!" 나는 엄마가 도대체 어떻게 된 건가 싶어 깜짝 놀랐다.

엄마가 정신이 좀 흐려진 걸 알고는 있었지만, 엄마의 냉담한 태도를 옆에서 지켜보는 나는 아빠가 너무 안됐다는 생각이 들었다. 아빠가 엄마를 얼마나 사랑했는지, 두 사람 사이가 얼마나 좋았는지는 친척들과 친구들 사이에도 유명할 정도였기 때문이다.

아빠가 안됐다고 생각한 건, "모든 것을 잊어도 당신만은 잊지 않았다"라는 식의 글을 너무 많이 봐 와서 감정이란 게 신기한 힘을 가지고 있다고 믿었기 때문이기도 했다. 엄마 아빠 사이의 감정은 그렇게나 각별했으니까.

이런 게 바로 우리에게 익숙한 엄마 아빠의 모습!

"나랑 네 엄마처럼 잘 맞는 부부는 거의 본 적이 없어." 아빠가 우리에게 자주 했던 말이다.

내가 기억하는 한, 엄마 아빠는 말다툼을 한 적이 거의 없었다. 가끔 엄마가 화가 나면 아빠는 온갖 방법으로 엄마의 기분을 풀어 줘서 결국 엄마가 웃게 만들었다. 엄마와 아빠는 서로를 만나게 된 것을 큰 자랑으로 여기기도 했다.

다른 부부들이 무슨 일에서든 서로 잘 맞지 않는 걸 볼 때마다 아빠는 감개무량하게 말했다. "우리처럼 잘 맞고, 평생 무슨 일을 하든 이렇게 손발이 맞는 부부는 정말 많지 않다니까!" 아빠는 엄마에게 이 말을 곧잘 했고, 우리 세 자매도 어릴 때부터 들어 왔다.

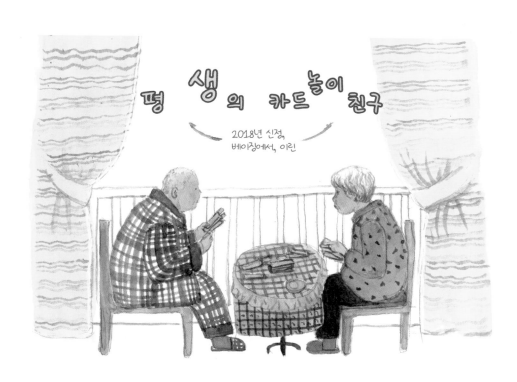

평생의 카드놀이 친구

2018년 신정,
베이징에서, 이린

2인용 자전거를 타는 엄마 아빠

90년대 초에 〈별은 내 마음을 알리라星星知我心〉라는 타이완 드라마가 있었는데,
그 드라마에 노년의 부부인 량梁 할아버지와 량 할머니가 2인용 자전거를 타고 다니는
장면이 나왔다. 그 당시 대륙에서는 2인용 자전거를 볼 수 없었기 때문에
엄마 아빠는 그 장면을 굉장히 동경했다.

베이징에 있는 동생이 알아본 끝에 톈진의 어느
공장에서 2인용 자전거를 생산한다는 걸
알게 돼서, 공장에서 직접 한 대 사서
부모님에게 보냈다. 그 후로 부모님은
곧잘 그 자전거를 타고
큰길과 골목골목을 자랑
스럽게 돌아다녀서 우수한
선망의 눈길을 받았다. 동생이
선물한 건 그저 자전거가
아니라 두 사람이 원하던
삶의 방식이었다.

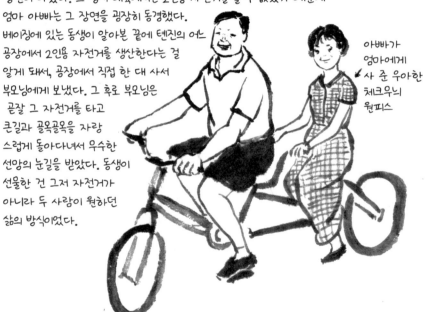

아빠가
엄마에게
사 준 우아한
체크무늬
원피스

매일 새벽에 엄마 아빠는 찐빵과 만두를 쪄서 함께 조깅을 하러 나갔다. 부모님은 살금살금 문을 나섰는데, 사실 우리는 그 시간에 이미 잠에서 깼지만 게으름부리며 그대로 누워 있는 때가 많았다. 우리는 보통 6시에 일어났다.

二〇一八年八月二十二日 亦舒惠子 手書

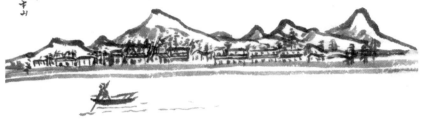

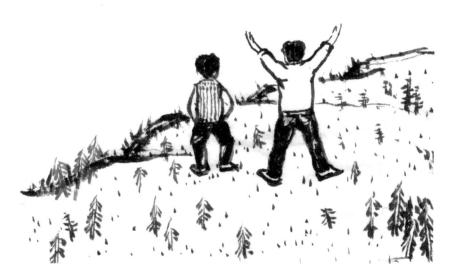

아빠는 성격이 외향적이고 낙관적이며, 명랑하고 농담하기를 좋아했다. 엄마는 온화하고 내향적이고 차분했고, 약간 우울한 기질을 가지고 있었다.

아빠는 늘 다른 방법으로 엄마를 즐겁게 해줬다. "많이 웃고, 말도 많이 하고, 말할 땐 큰 소리로 해줘. 아무 말 없이 기분 나쁜 것처럼 있지 말고." 엄마는 웃으며 말했다. "음— 전부 당신처럼 하면 되겠네!" 그러고는 핀잔을 주듯 아빠를 흘겨보았다.

아빠는 감정을 직접적으로 표현하는 편이라 엄마에 대한 사랑을 감추지 않았다. 반면에 엄마의 사랑은 늘 함축적이라, 아빠 앞에서 쉽게 직접 드러내지 않았다.

노년에 들어서자 아빠는 뜻밖에도 로맨스 영화에 점점 흥미를 가지게
되어 타이완 영화를 자주 봤다. 영화에서 입맞춤 장면이 나오연
아빠는 곧잘 엄마에게 장난을 걸었다. 노인들이 서로 장난을 치는
모습은 생각보다 감동적이었다.

이리 와,
우리도 뽀뽀
한번 하자.

쟤들 둘이 또 끌어안고
뽀뽀를 하네.

아빠의 관상동맥 질환이 꽤 심각해서, 왼쪽으로 누워 자면 심장이 아팠다. 그러자 엄마는 아빠 손을 잡고 자서, 아빠가 돌아 누울 때마다 잠에서 깰 수 있도록 했다.

　엄마는 말했다. "만약에 우리 둘 중에 하나가 죽는다면, 남은 사람도 오래 못 살 거야!"

　나는 엄마의 말을 듣고 슬퍼졌다. 아들 뎬뎬點點이 예전에 길렀던 앵무새 한 쌍이 생각났다. 그 앵무새 두 마리는 매일같이 재잘대고 이리저리 뛰어다니면서 아주 즐겁게 지냈는데, 나중에 무슨 이유에선지 한 마리가 죽고 나자 남은 한 마리도 멍하니 있다가 얼마 지나지 않아 죽어 버렸다.

아빠가 관상동맥 질환에 걸린 후로, 두 사람은 애일 밤마다 손을 잡고 잠들었다.

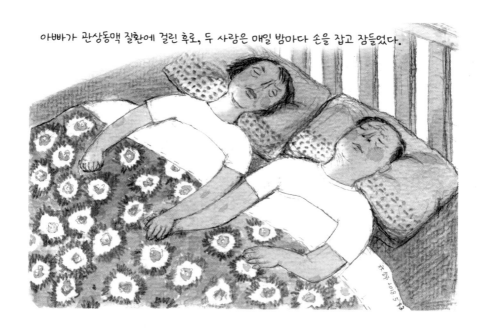

    그해, 엄마는 아무런 조짐도 없이 중풍에 걸려 몸의 오른쪽이 전부 마비되어 말도 제대로 하지 못하게 되었다. 아빠는 병원에서 밤낮없이 엄마를 간호했다. 퇴원 후에는 엄마를 물리치료에 데려가고, 안마를 해 주고, 엄마와 함께 기공氣功을 연습하기도 했다. 엄마는 마침내 혼자서 자유롭게 걸을 수 있을 정도로 회복됐다. 엄마는 만약 아빠가 그렇게 잘 돌봐 주지 않았다면 이렇게 빨리, 그리고 잘 회복하지 못했을 거라고 곧잘 말하곤 했다. 엄마의 말 속에는 아빠에 대한 고마움이 가득했다.

    엄마가 병을 앓고 나자 아빠는 엄마를 더욱 아끼게 되어, 날마다 엄마를 기분 좋게 해 주고, 함께 건강에 좋은 운동을 했다.

    나중에 아빠의 다리 상태가 점점 안 좋아져서, 두 사람은 밖에 나가면 서로 부축하고 격려해야 했다. 부모님은 우리에게 사랑의 가장 아름다운 본보기를 보여줬다.

엄마는 중풍에 걸린 후로 몸 오른쪽이 불편해졌다. 의사가 안마를 자주
하라고 했는데, 엄마는 안마를 꾸준히 하지 못했고 대충대충 할 때도
있었다. 그래서 아빠가 안마사 역할을 맡아 매일매일 성심성의껏
안마를 해 주었다. 엄마는 결국 정상적으로 걸을 수 있게 되었을 뿐만
아니라, 오랫동안 앓아 왔던 고질병인 변비까지 해결했다. 아빠는
안마를 배운 적은 없었지만 기술을 잘 연마했다. 아빠는 나중에
우리에게, 너무 세게 누르지 말고 조금씩 시험해 보면서 안마해야 하며,
힘을 기술적으로 잘 써야 한다고 알려주었다.

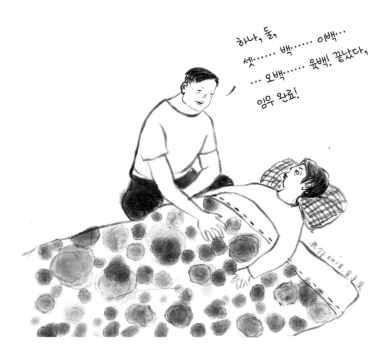

하나, 둘,
셋…… 백…… 이백…
… 오백…… 육백! 끝났다,
임무 완료!

43

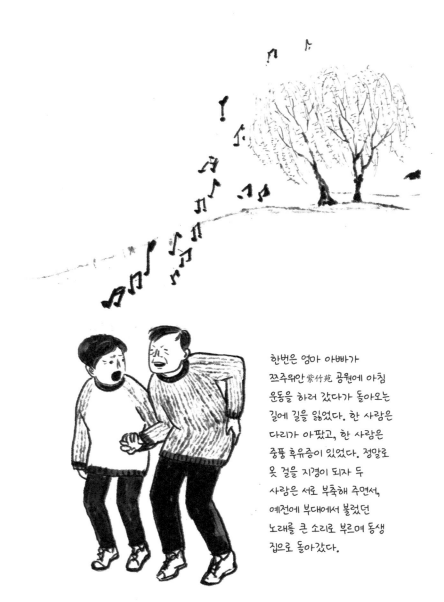

한번은 엄마 아빠가
쯔주위안(紫竹苑) 공원에 아침
운동을 하러 갔다가 돌아오는
길에 길을 잃었다. 한 사람은
다리가 아팠고, 한 사람은
중풍 후유증이 있었다. 정말로
옷 걸을 지경이 되자 두
사람은 서로 부축해 주면서,
예전에 부대에서 불렀던
노래를 큰 소리로 부르며 동생
집으로 돌아갔다.

큰외삼촌이 돌아가셨던 때, 엄마 아빠는 부고를 듣고 부둥켜안고 울면서 나중에 꼭 같이 세상을 떠나자고 약속했다.

이게 바로 우리가 익숙하게 봐 온 엄마 아빠의 감정이다!

너무나 짙어서 갈라놓을 수 없는 감정!

하지만 아빠가 병에 걸려 세상을 떠날 때까지, 엄마가 보여준 냉담하고 무심한 태도는 우리에게 너무나 낯선 것이었다.

엄마는 마치 엄마에 대한 아빠의 사랑을, 그리고 힘들 때면 아빠와 서로 도왔던 과거를 잊어버린 것 같았다.

사랑이 넘치는 엄마 아빠, 사랑이 넘치는 집

엄마 아빠는 서로 잘 맞아서 사랑하게 되었고, 사랑했기 때문에 결혼했다. 그래서 우리 세 자매는 어려서부터 사랑이 넘치는 분위기 속에서 자랐다.

엄마 아빠는 부대에서 결혼을 했다. 두 사람은 인생의 가장 좋은 시절을 부대에서 보냈다. 아빠는 결혼식 날 불렀던 <나는 한 명의 병사다我是一個兵>라는 노래를 우리 세 자매가 자라는 동안에도 줄곧 즐겨 불렀다. 이 노래는 아빠가 가장 좋아하는 노래였고, 우리의 유년시절에 많은 즐거움을 가져다준 노래이기도 했다.

우리에 대한 아빠의 교육 방식은 완전히 부대에서의 방식과 똑같았다. 우리는 모두 아빠의 병사니까 모든 행동을 아빠의 지휘에 따라야 했다. 아빠는 엄마도 마찬가지로 아빠의 병사라고 했다. 하지만 엄마는 그런 걸 전혀 신경 쓰지 않았다. 아빠는 엄마가 화내는 걸 제일 무서워했다. 엄마가 입을 삐죽거리면 아빠는 어찌할 방법이 없었다. 막내도 예외였다. 막내가 애교를 부리면 아빠의 마음은 녹아 버렸다. 그래서 아빠가 지휘할 수 있는 병사는 나와 언니 둘뿐이었다. 하지만 나는 겉으로는 따르는 척하면서 속으로는 그렇지 않았고, 종종 통제를 벗어나 규칙을 어기기도 했다. 그래서 실제로는 아빠의 진정한 병사는 언니밖에 없었다.

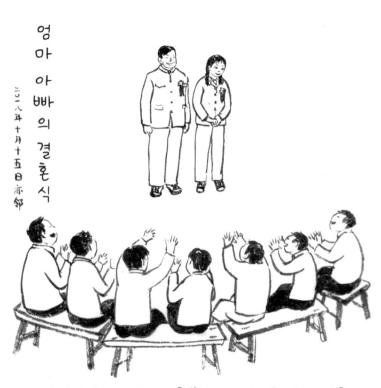

엄마 아빠의 결혼식

二〇一八年十月十五日 亦都

아빠는 〈나는 한 열의 병사다〉를 불렀고, 엄마는 〈등나우가 나우를 휘감고, 나우가 등나우를 휘감네 藤纏樹, 樹纏藤〉를 불렀다. 그런 다음 사람들에게 결혼 사탕을 나눠주었다. 이게 바로 엄마 아빠의 결혼식이었다. 식이 끝나고 난 뒤엔 다 같이 영화를 보러 갔다.

오늘은 누가 홍기紅旗를 받았을까?

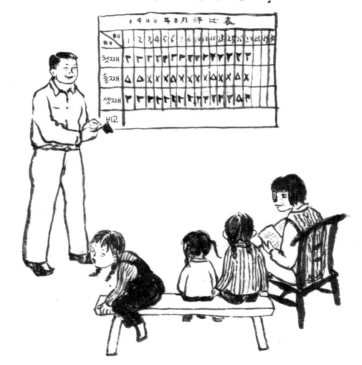

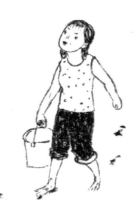

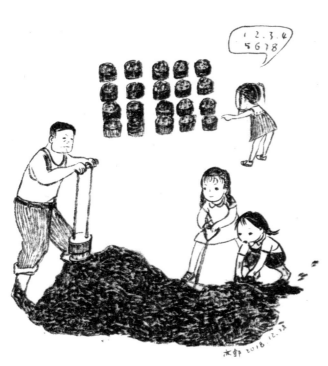

예전엔 집에서 때는 구멍탄을 전부 직접
만들었다. 구멍탄을 만드는 날이면 우리 세
자매는 항상 아주 신이 나서, 각자 자기
자리를 차지하고 놀았다.

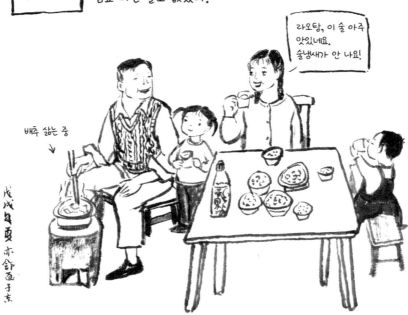

처음으로
술을
마시다

어느 해 설날에, 아빠는 명절 기분을 내려고 특별히 술을 한 병 사 왔다. 술을 거의 다 마셔 갈 때쯤에야 그게 술이 아니라 사과 과즙 음료라는 걸 알게 됐다. 물론 그 때는 아직 '음료'라는 말도 없었다.

라오탕, 이 술 아주 맛있네요. 술냄새가 안 나요!

배추 삶는 중
↓

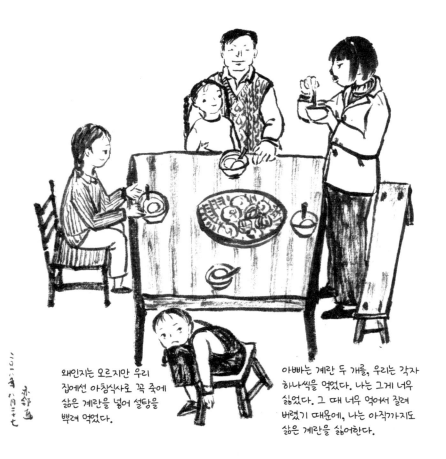

왜인지는 모르지만 우리 집에선 아침식사로 꼭 죽에 삶은 계란을 넣어 설탕을 뿌려 먹었다.

아빠는 계란 두 개를, 우리는 각자 하나씩을 먹었다. 나는 그게 너무 싫었다. 그 때 너무 먹어서 질려 버렸기 때문에, 나는 아직까지도 삶은 계란을 싫어한다.

二〇一八年八月十二日 東都

영화를 보러 가다

우리 집에는 대나무 의자 두 개가 있었는데, 그 중 한 개는 조금 컸다. 영화를
보러 갈 때면 나와 언니는 의자를 하나씩 짊어지고 갔다. 나는 의자를 머리
위에 이는 걸 좋아했고, 언니는 어깨에 메는 걸 좋아했다. 엄마는 늘 내게
여자애 같지 않다고 말하곤 했다. 어릴 때 무슨 영화를 봤는지는 기억나지
않지만, 영화를 보러 가던 길만은 뚜렷하게 기억난다.

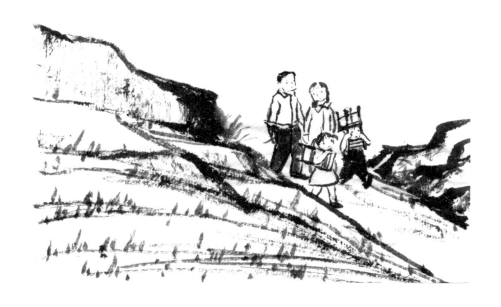

그 당시에 온가족이 외출을 하면 위풍당당하고
아주 즐거웠다. 내가 탐을 냈던 언니의
체크우늬 레닌복과 동생의 빨간 가죽구두가
아직도 기억에 생생하다.

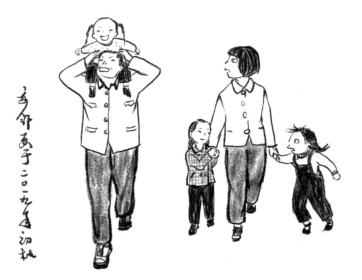

아빠는 예전에 심각한 혈소판 감소증에 걸렸던 적이 있다. 내 기억에 아빠가 어디를 다쳐서 피가 나면 아주 큰일이 났었다. 아주 작은 상처만 나도 피가 흘러 멎지 않았기 때문에, 이웃집 사람들까지 출동해서 흰 거미줄을 찾아 아빠의 상처를 지혈하도록 도와줬다.

의사는 아빠에게 식사할 때마다 술을 조금씩 마시고, 또 생땅콩을 많이 먹으라고 했다. 아빠는 간식을 먹는 습관이 없어 땅콩을 먹는 걸 자주 잊어버렸다. 엄마는 땅콩을 까서 정해진 시간에 아빠에게 가져다줬다. 아빠의 혈소판 수치는 엄마의 이런 정성스러운 보살핌 아래 서서히 정상이 되었다.

아빠의 혈소판 감소증은 우리 자매에게 후유증을 남겼다. 만약 상처가 나서 아주 조금이라도 피가 나면, 우리는 옆에서 보기에 너무 심하다 싶을 정도로 아주 긴장하게 되었다.

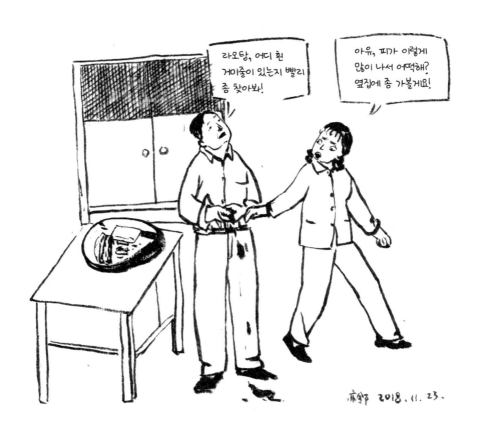

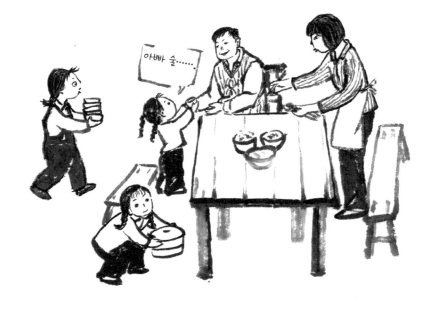

아빠 술……

아빠는 젊었을 때 방사성 물질에 접촉한 적이 있어서 혈소판 감소증에 걸렸다. 의사는 아빠에게 평소에 약주를 좀 마시라고 했다. 하지만 아빠는 술 담배를 입에 대지 않는 사람이라 항상 술 마시는 걸 잊어버렸다. 그래서 눈치 빠른 동생이 술을 챙기는 임무를 맡았다. 동생은 끼니때마다 밥을 먹기 전에 술잔을 들고서 "아빠, 술……. 아빠, 술……."이라고 중얼거리며 아빠에게 가져다주었다. 아빠는 이렇게 술을 마시는 습관을 들였고, 덕분에 병을 고쳤다.

2017년 설날에, 아빠는 몸이 점점 더 안 좋아져서 온몸이 부어올랐다. 하지만 병원에는 가지 않으려 했다. 누가 병원에 가자는 얘기만 꺼내도 화를 냈다. 아빠가 너무 고집을 부려서 우리는 모두 어쩔 도리가 없었다.

엄마는 하루 종일 말이 없었다. 꼭 언어 기능이 퇴화해 버린 것 같았다. 가끔은 우리와 얘기를 할 때도 말이 아니라 손짓으로 대신했다.

아빠는 사실 자기가 입원하고 나면 집에서 엄마를 돌볼 사람이 없어질 걸 걱정하는 거였다. 우리 세 자매는 이리저리 의논한 끝에 엄마도 같이 입원해서 두 사람이 같이 있으면서, 엄마도 이 기회에 검사도 해 보고 건강관리를 하는 게 어떠냐고 제안했다. 아빠는 그제야 입원치료를 받는 데 동의했다. 이렇게 두 사람이 같이 입원 수속을 했는데, 뜻밖에도 검사 결과 엄마가 만성 과립구성 백혈병에 걸렸다는 걸 알게 됐다.

처음에 우리는 주의와 간호를 아빠에게 집중시켰지만, 사실은 엄마의 병이 더 심각했던 것이다. 우리는 아빠가 걱정할까 봐 이 일을 숨겼다.

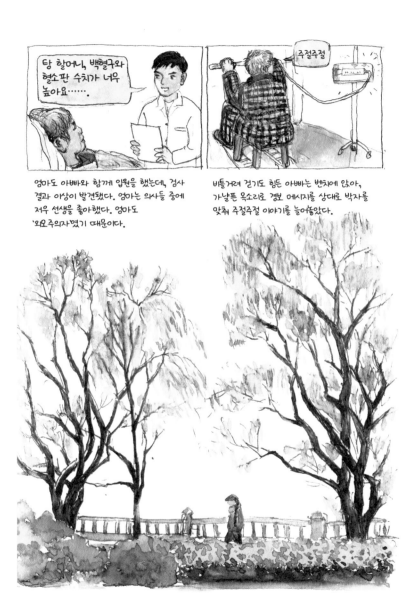

탕 할머니, 백혈구와 혈소판 수치가 너무 높아요……

주절주절

엄마도 아빠와 함께 입원을 했는데, 검사 결과 이상이 발견됐다. 엄마는 의사들 중에 저우 선생을 좋아했다. 엄마도 '외모주의자'였기 때문이다.

비틀거려 걷기도 힘든 아빠는 벤치에 앉아, 가냘픈 목소리로 경보 메시지를 상대로 박자를 맞춰 주절주절 이야기를 늘어놓았다.

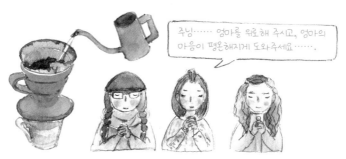

주님…… 영마를 위로해 주시고, 영마의 마음이 평온해지게 도와주세요……

병원에서 나는 불안한 마음을 커피로 달랬다. 우리는 동생의 지휘에 따라 반신반의하면서 기독교식으로 기도를 하기 시작했다.

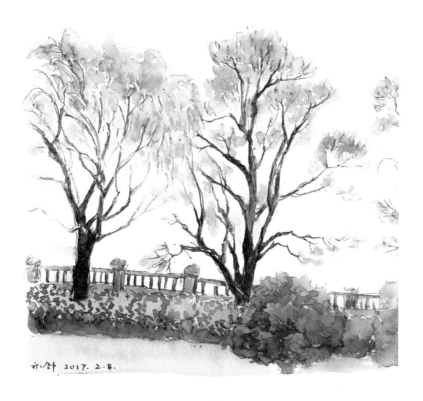

엄마의 백혈병은 잘 치료되고 있었지만, 아빠의 상태는 갈수록 나빠졌다.

2018년 5월, 혼수상태에 빠져 있던 아빠는 갑자기 아주 또렷하게 한 마디를 내뱉었다. "출발 준비!" 잠시 후, 다시 굳센 목소리로 말했다. "출발!" 그리고는 영원히 우리 곁을 떠났다.

아빠의 임종 직전에 나는 이 세상에서의 아빠의 마지막 모습을 스케치로 남겨, 내 방식으로 아빠에게 작별 인사를 했다.

아빠가 병에 걸려 세상을 떠날 때까지 엄마가 보여준 이상할 정도의 냉담함과 무감함은 우리 자매를 슬프게 하기도, 마음 아프게 하기도 했다. 아빠는 마지막 순간에 병 때문에 심하게 고통스럽긴 했지만 정신은 시종일관 맑은 상태였으니, 아빠에 대한 엄마의 태도가 변한 것을 확실히 느꼈을 것이다. 마지막까지 엄마의 따뜻한 위로를 받지 못한 아빠는 떠나는 순간 어떤 마음이었을까? 아빠도 분명히 우리처럼 엄마의 비정상적인 태도가 낯설고 당황스럽지 않았을까?

아빠의 호흡이 점점 약해진다……。

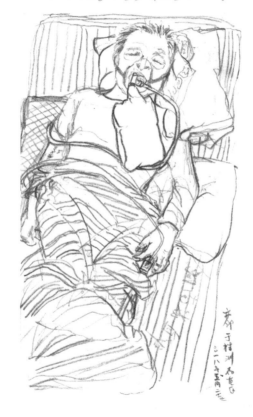

제2장
아빠가 없어도 삶은 계속되어야 한다

아빠에게 과보호된 엄마

엄마는 아빠 손 안의 보물이었고, 아빠에게 평생 사랑받았다. 아빠에게도 취미가 있었지만 그 때문에 엄마에게 소홀했던 적은 한 번도 없었다. 아빠는 매일 신문을 볼 때마다 엄마에게 기사를 읽어 주고, 상황을 분석해 줘서 엄마의 궁금증을 풀어 주었다. 나는 이것이 아빠가 세상을 떠날 때까지 정신이 맑았던 이유 중 하나가 아닐까 싶다.

엄마는 처음으로 뇌출혈을 앓은 후에 아빠의 세심한 보살핌 덕에 건강이 꽤 잘 회복되었다. 엄마가 건강해진 후로 아빠는 엄마에게 어떤 일도 시키지 않고, 심지어 엄마가 자기 속옷도 직접 빨지 않게 했다. 그리고 엄마가 어디에 가든 항상 같이 갔다. 엄마 혼자 외출하면 아빠는 걱정을 많이 했고, 언짢아하기도 했다. 아빠의 이런 행동은 엄마가 점점 더 아빠에게 의지하게 만들었다.

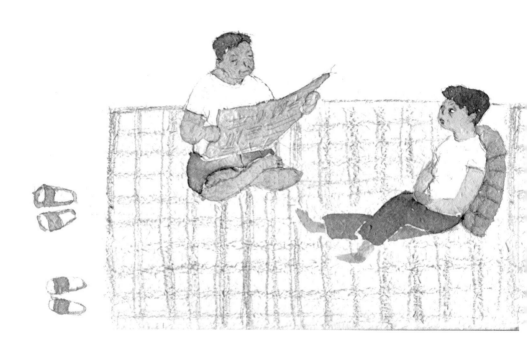

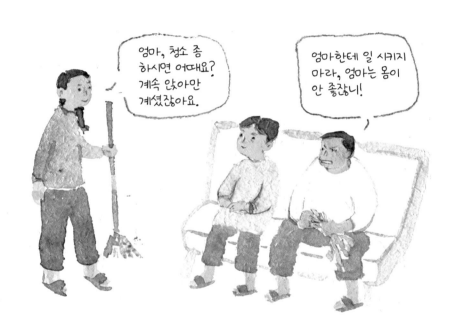

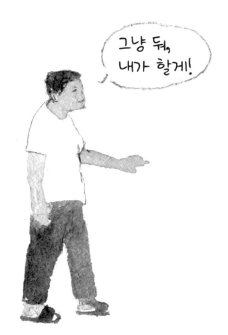
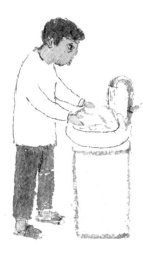

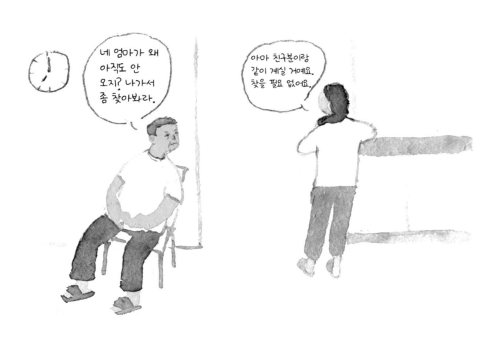

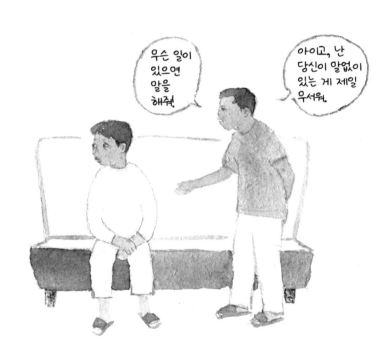

아빠는 엄마를 정말 잘 돌봤지만, 너무 아끼기만 한 탓에 엄마는 점점 더 제멋대로가 되었다. 한동안 엄마는 건강기능식품을 구매하는 데 푹 빠졌다. 아빠는 엄마가 너무 심하다고 생각했지만, 그저 엄마가 활력을 찾게 하기 위해 그대로 두었다. 심지어 엄마와 함께 양심 없는 장사꾼이 개최한 상품 설명회에까지 참석했다. 결국 두 사람이 나란히 건강기능식품의 끝없는 늪에 빠져 저축한 돈을 전부 탕진해 버렸다. 나는 수많은 증거를 들어 이 상품들이 효과는 없으면서 폭리를 취한다는 걸 증명했지만, 아빠는 이렇게 말했다. "나도 양털이 양한테서 나는 거야 알지만, 그래도 그 사람들이 엄마를 기쁘게 해 줬잖니!" 지금에 와서 아빠의 이 말을 떠올릴 때마다 나는 눈물이 난다. 아빠가 엄마를 한없이 아꼈기 때문에 엄마가 아빠에게 과도하게 의존하게 된 거라고, 나는 속으로 생각했다.

아, 이제 보니 내 복잡한 심리 속에는 아빠에 대한 원망도 있었나 보다. 내가 어떻게 이럴 수가 있을까! 나는 이 경험을 통해서, 앞으로 엄마를 보살피면서 끊임없이 조정하고, 엄마를 돌보는 기준을 잘 잡아야 한다는 교훈을 얻어야 한다.

엄마가 아빠 없는 나날에 적응하도록 돕다

아빠가 떠나자, 삶은 더 이상 예전과 같지 않았다.

아빠가 떠난 후에 엄마는 우리가 생각한 만큼 슬퍼하지는 않았지만, 모든 것에 대해 전보다 더 무관심해졌다는 걸 확실히 느낄 수 있었다. 엄마는 하루 종일 우울하게 앉아 말을 거의 하지 않았고, 건강에도 자꾸 문제가 생겼다.

하지만, 아빠가 없어도 삶은 계속되어야 한다.

우리는 가능한 한 빨리 엄마가 아빠 없는 나날에 적응하도록 도와야 했다. 언니는 엄마와 함께 구슬놀이를 하고, 산책을 하고, 생활면에서 엄마를 돌보면서, 한편으로 엄마가 스스로 할 수 있는 일을 하도록 훈련을 시켰다. 나는 엄마가 글씨를 쓰고 그림을 그리게 하면서 두뇌를 단련하도록 도왔고, 동생은 엄마와 함께 놀이를 하고, 손가락 운동을 하게 해서 엄마에게 반응 능력을 높이는 훈련을 시켰다,

우리의 최우선 임무는 엄마가 혼자 지내는 법을 익히게 하는 거였다. 우리는 엄마가 옆에 아무도 없는 시간 속에서도 최소한 본인이 흥미를 가진 일을 하면서 너무 외로워하지 않기를 바랐다.

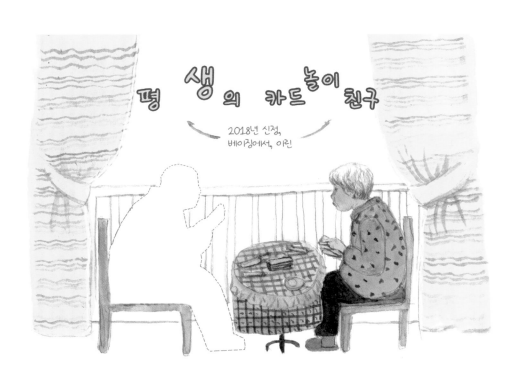

평생의 카드놀이 친구

2018년 신정,
베이징에서, 이린

아빠가 떠나자, 엄마와 함께 카드놀이를 할
사람이 없어졌다. 나는 구슬놀이 세트를 사서
집으로 보냈다. 언니는 날마다 엄마와 함께
구슬놀이를 했다.

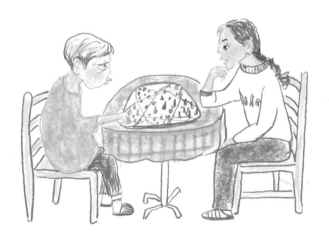

효숙아 2018. 6. 4

73

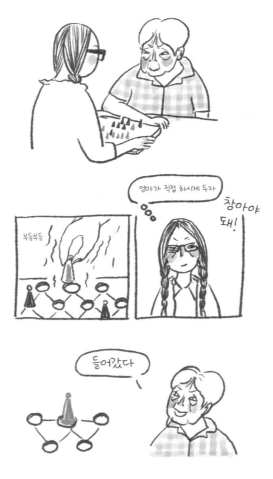

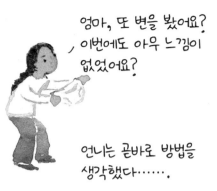

엄마, 또 변을 봤어요?
이번에도 아무 느낌이
없었어요?

언니는 곧바로 방법을
생각했다…….

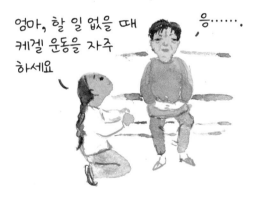

엄마, 할 일 없을 때   응…….
케겔 운동을 자주
하세요

하지만 엄마는 전혀 하려고 하지 않았다…….

2018. 6. 9. 赤鈴

동생은 엄마에게 시 구절을 수화로 만들어 가르쳐 주었다.
이렇게 하면 몸을 움직일 수 있을 뿐만 아니라 기억력에도
도움이 되었다.

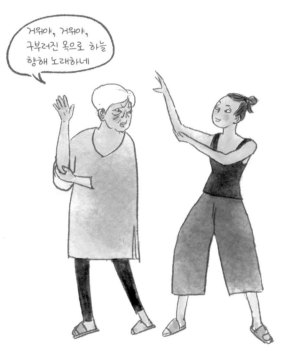

엄마는 아빠가 너무 잘 돌봐준 나머지 좀 게을러졌다.
그림을 그리고 글씨를 쓰면 두뇌를 단련할 수 있지만,
엄마는 늘 귀찮아했다.

와, 동생이 그러는데
엄마가 또 실력이
늘었대요!

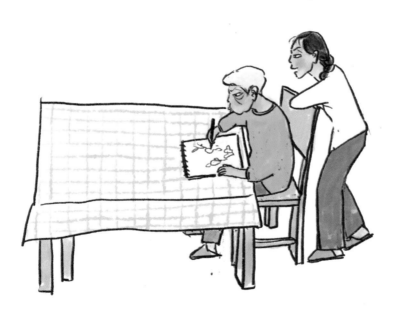

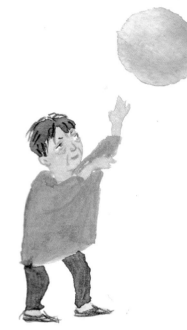

풍선을 이용해서 춤추기

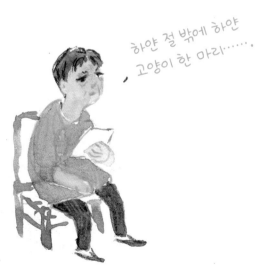

하얀 절 밖에 하얀
고양이 한 마리……

잰말놀이

엄마, 잘 걷고 있어요!
ㄱ 힘내요!

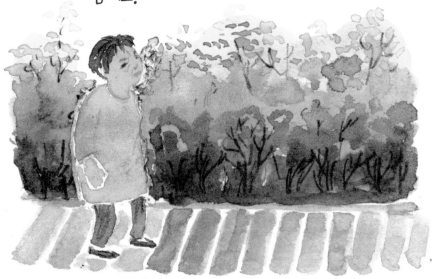

엄마는 언니와 함께 매일 단지 안을 산책했다.

엄마는 우리에게 협조해 갖가지 운동이며 놀이를 기계적으로 수행하고, 수동적으로 적당히 넘기는 식으로 하루하루를 대충 보냈다. 마치 귀신 이야기 속에 나오는 영혼이 빠져나간 사람처럼, 아니면 꼭 마법에 걸린 사람처럼, 몸은 우리가 아는 엄마지만 행동거지는 전부 이상하게 변해 버렸다.

우리 자매는 혼신의 노력을 쏟아 엄마를 즐겁게 해 주려고 했지만, 우리가 아무리 노력해도 엄마의 얼굴에는 여전히 텅 빈 듯한 멍한 표정뿐이었다……

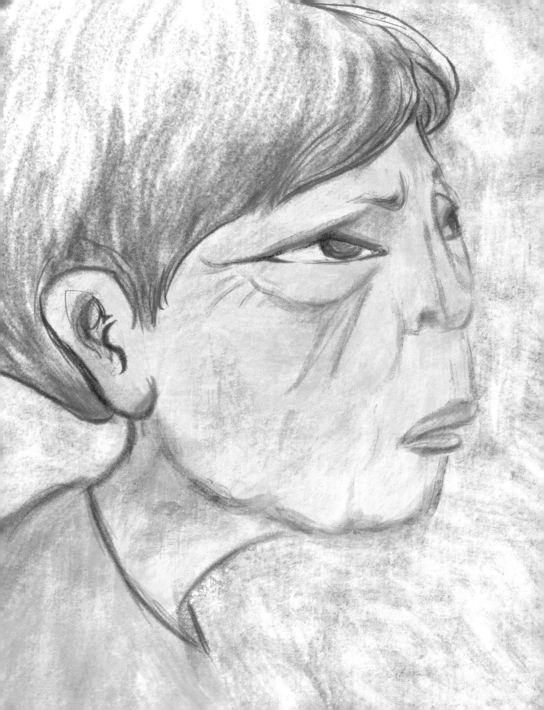

제3장
매일 한 장씩 그림을 그려서,
엄마의 기억을 깨우다

엄마가 그림을 그리도록 격려하다

지금 생각해 보면, 엄마의 병은 일찍부터 조짐이 보였다.

처음으로 우리가 엄마에 대해 좀 이상하다고 느꼈던 건, 늘 우울하던 엄마가 갑자기 잘 웃게 되었다는 거였다. 언뜻 보면 좋은 일인 것 같지만, 엄마는 온몸을 부들부들 떨면서 숨도 못 쉬고 웃었고, 한번 웃기 시작하면 멈추지 못했다. 우리는 이 일 때문에 좀 걱정이 됐다. 이런 상황은 꽤 오랫동안 계속됐다.

그 외에 또 다른 이상한 일 하나는, 예전에는 예쁜 걸 좋아하던 엄마가 이제는 자기 모습에 전혀 신경 쓰지 않게 되었다는 거였다. 엄마는 예전엔 몸가짐에 신경을 많이 썼고, 또 아주 보수적인 사람이었다. 엄마가 우리에게 제일 자주 했던 말은 이런 거였다. "옛날엔 여자애들은 웃을 때 이가 보이면 안 되고, 걸을 때 치마가 흔들리면 안 됐어. 지금은 새 시대가 됐지만, 그리도 여자애들은 여자애다워야지!" 그리고, 엄마는 아빠에게도 예전에 부대에 있었을 때는 아무리 더운 날에도 웃옷 단추를 꼭 잠그고 있더니, 부대를 나온 후엔 완전히 딴판이 되어 집에서는 더우면 웃통을 벗고 반바지만 입은 차림으로 지내면서 너무 복장에 신경을 안 쓴다고 잔소리를 했다.

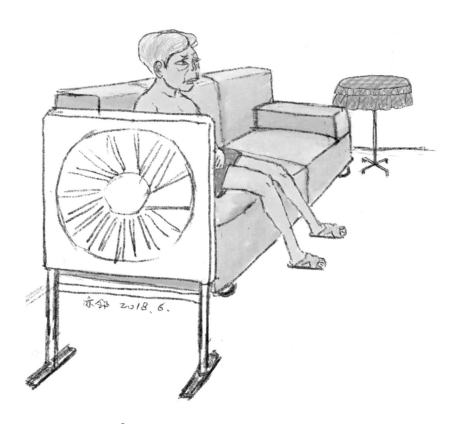

엄마는 더위를 유난히 타서 하루 종일 웃통을 벗고 짧은 반바지만 입고
선풍기 앞에 앉아 있었다. 그러면서도 에어컨은 켜기 싫어했다. 엄마는
꼭 딴사람이 된 것 같았다. 언니 말에 따르면 벌써 몇 년 전부터 이런
행동을 했다고 한다. 아빠도 엄마가 예전엔 수줍음을 아주 많이
탔는데 지금은 수줍음이 없어졌다고 말한 적이 있다.

2015년 겨울에, 우리는 엄마가 '웃음을 그치지 못하는' 증상이 더 심해진 걸 발견했다. 나는 인터넷으로 검색해 보고야 이게 뇌위축증의 증상 중 하나로, 주의하지 않으면 노인성 치매를 유발할 가능성이 크다는 걸 알게 됐다. 우리 자매는 앞으로 엄마가 숨이 차도록 웃으면 곧바로 새로운 화제를 꺼내 주의를 다른 데로 돌려서 엄마가 천천히 진정하게 하고, 의식적으로 자기 자신을 통제하는 법을 익히도록 권하자고 결심했다.

인터넷에는 큰 소리로 책을 읽거나 글씨를 쓰거나 하면 뇌위축증의 악화를 늦출 수 있다고 나와 있었다. 그래서 나는 엄마에게 신문이나 엄마가 좋아하는 책을 자주 읽으라고 권했다. 엄마는 그러겠다고 했지만 꾸준히 지속하지 못했다. 그 당시 나는 잘 알지 못해서 상황의 심각성을 제대로 인식하지 못했고, 그래서 엄마에게 그냥 한 번 권하기만 했다. 엄마가 지속적으로 책을 읽도록 돕지 못한 것이 많이 후회된다.

2017년 설에 집에 간 나는 병에 걸린 아빠에 대한 엄마의 태도를 보고 엄마가 확실히 이상하다고 느꼈고, 사람은 늙으면 누구나 좀 이기적으로 변하는구나 하고 생각했다. 나는 그때쯤부터 엄마에게 그림을 그려 보라고 권했다. 그림그리기가 엄마의 뇌위축증 악화를 늦춰 주기를 바랐다. 당시에 나는 엄마에게 스케치를 해 보라고 했다. 엄마는 띄엄띄엄 몇 장을 그렸는데, 전부 집에 있는 조그만 장식품이나 화초, 일상용품 같은 것들이었다.

엄마는 그림을 꽤 잘 그렸지만 지속하지 못했다. 엄마는 TV를 보는 것 외엔 어떤 일에도 의욕을 보이지 않았다. 날마다 아빠와 함께 카드놀이를 하긴 했지만 사실 그리 좋아서 하는 것 같지도 않고, 그저 아빠의 상대가 되어 주느라 카드놀이를 하는 것이 오래되다 보니 습관이 된 것 같았다. 그래서 엄마는 종종 "맨날 카드놀이만 하면 무슨 재미야!"라고 말하곤 했다. 말은 그렇게 하면서도 엄마는 여전히 매일같이 시간이 되면 아빠와 함께 카드놀이를 했다.

나도 그 당시엔 신경을 쓰고 시간을 들여 엄마에게 그림을 가르쳐주지도, 그림을 그리라고 재촉하지도 않았고, 엄마가 별로 그림을 그리고 싶지 않아 하면 그냥 그러려니 했다. 한편으로는 아빠가 몸이 불편하고 건강상태도 낙관적이지 않았기 때문에, 우리는 엄마가 싫다고 하지 않고 아빠와 계속 카드놀이를 하면서 아빠 옆에 있어 주는 것만 해도 좋은 일이라고 생각했다. 다른 한편으로, 나는 그 당시 엄마를 정상적인 인지능력을 가진 어른으로 대했다. 이 일에 대한 이해관계를 이미 엄마에게 설명했으니, 내 의견을 받아들이지 않은 건 엄마 본인의 선택이라고 생각한 것이다.

아빠가 세상을 떠난 후, 우리 세 자매는 마음을 추스르고 엄마의 문제를 직시하기 시작했다. 나는 그림을 그리는 것이 마음을 위로하고, 나아가 신체와 두뇌의 회복까지 도와줄 수 있다고 믿었다. 그래서 나는 엄마가 그림을 꾸준히 그려야 한다고 강력히 주장했다. 나는 그림그리기와 책 읽기, 그리고 적당한 운동이 결합되어 엄마의 뇌위축증이 악화되는 걸 늦춰 주길 바랐다.

아빠의 장례를 마무리한 후에, 우리는 서로 상의한 끝에 엄마가 아직 다리가 성한 동안 여기저기 다니면서 기분전환을 시켜 주기로 하고, 여름휴가 때 언니가 엄마를 데리고 베이징으로 오기로 했다. 그러면 우리 세 자매는 다시 한동안 엄마와 함께 지낼 수 있을 것이고, 나와 동생은 그러면서 일을 할 수도 있을 것이다.

베이징으로 오기 전까지 엄마는 거의 매일같이 그림을 그렸다. 스케치를 하기도 하고, 모작을 하기도 하고, 상상한 것을 그리기도 했다. 내가 베이징으로 돌아온 후로는 언니가 엄마에게 그림을 그리도록 재촉하는 임무를 맡았다. 우리 세 자매 중에서 언니가 제일 추진력이 강한 사람이라는 걸 여기서 꼭 말해 둬야겠다. 언니가 무슨 방법을 썼는지는 모르겠지만, 아무튼 언니의 독촉을 받아 엄마는 거의 매일 그림을 그렸다.

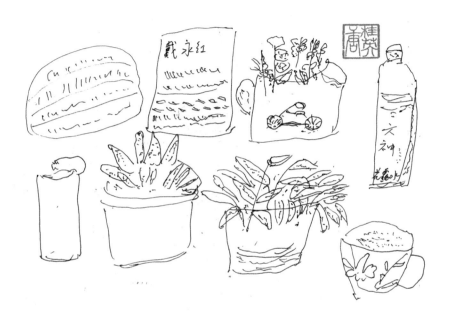

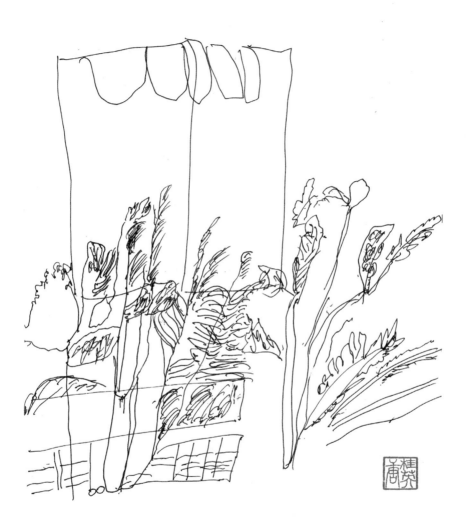

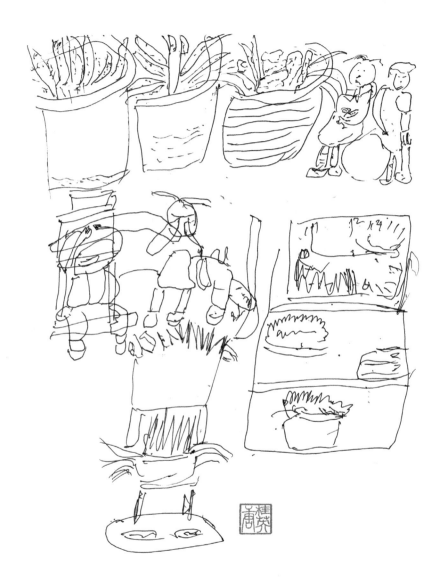

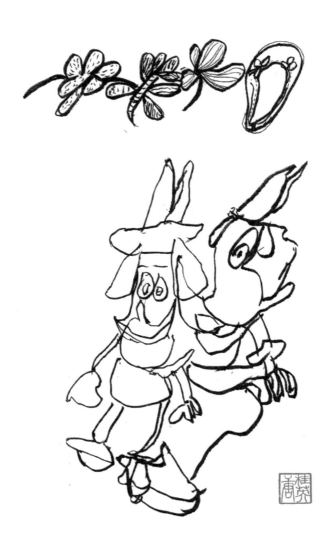

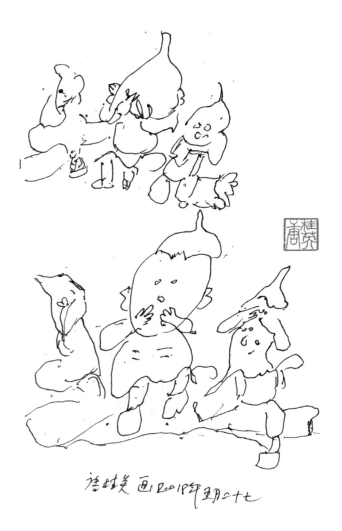

唐桂英 画 2018年 3月二十七

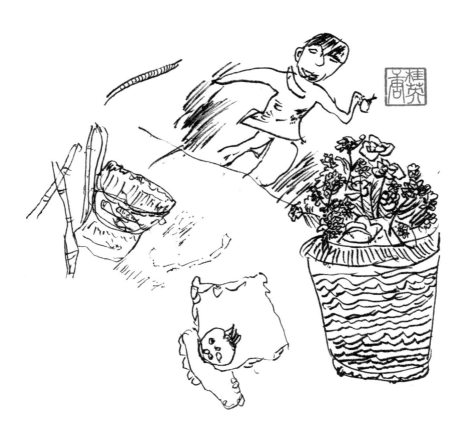

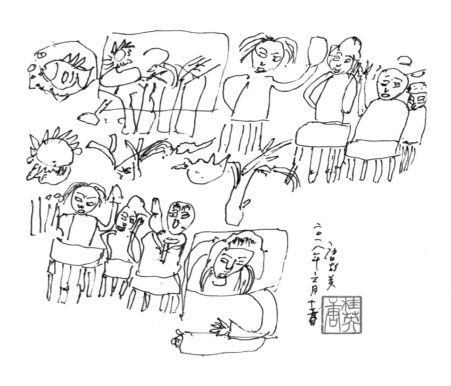

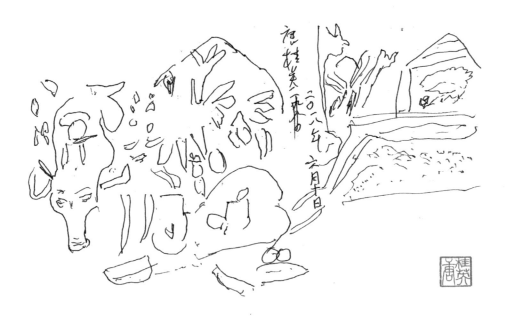

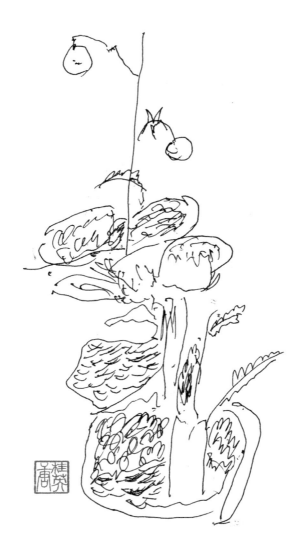

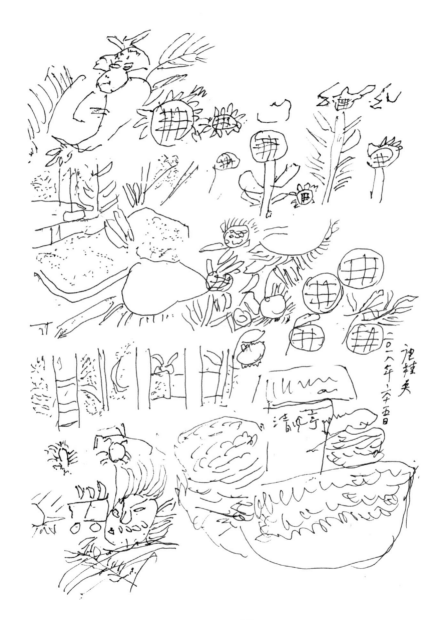

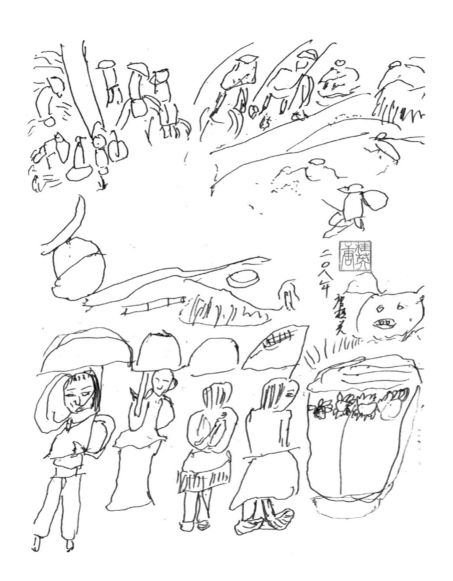

엄마 옆에 있으면서 같이 그림을 그리던 동안, 나는 엄마가 갈수록 게을러지고 있다는 걸 발견했다. 엄마는 우리가 부르지 않으면 움직이지 않았고, 나중에는 우리가 몇 번이나 불러야 겨우 한 번 움직일까말까 했다. 우리는 그런 행동이 엄마의 병 때문일 거라고 짐작하긴 했지만, 병의 증상에 대해 잘 알지 못했기 때문에 엄마의 게으른 모습에 대해 나는 마음속으로 좀 불만스러웠다. 내가 어릴 때 엄마는 종종 내게 "꼭 주판알처럼 시키는 것만 겨우 하는구나" 하고 야단을 쳤는데, 이제는 엄마가 '주판알'이 되어 버렸다. 그것도 아주 개성이 강한 '주판알'이라, 몇 번이나 시켜야 겨우 한 번 움직이게 되었다.

하루는 엄마와 함께 단지를 돌아보면서 식물 그림을 그리러 나갔다. 엄마는 성의 없이 그리는 둥 마는 둥 하더니, 이제 못 그리겠다면서 공책과 펜을 내 발 앞에 던져 버렸다. 나는 인내심을 가지고서 엄마에게 그림을 그리면 좋은 점을 하나하나 설명했다. 특히 그림을 그리면 뇌위축증이 악화되는 걸 늦춰 주고, 계속 그리지 않으면 노인성 치매에 걸릴 수도 있다는 걸 강조했다. 엄마는 나를 한번 쳐다보고는 펜을 쥐고 선을 두어 번 긋더니, 또 갑자기 펜을 던져 버리면서 "다 그렸어"라고 말했다. 펜을 던질 때, 엄마의 얼굴엔 마치 도발하는 듯한 표정마저 떠올라 있었다. 내 가슴속에서 작은 불꽃이 '펑' 하면서 위로 솟구쳤다. 나는 그 불꽃을 애써 내리누르면서 말했다. "엄마, 난 엄마한테 그림을 그리라고 강요하려는 게 아니에요. 지금 엄마 증상을 보면 뇌위축증이 점점 더 심각해지고 있다고요. 지금 조치를 취하지 않으면 정말 심각한 결과가 오게 될 거예요. 나랑 동생은 멀리 있고, 언니는 건강이 계속 안 좋은데⋯⋯." 나는 절박한 심정을 담아 말했지만, 내 말을 듣는 엄마의 표정은 멍하기만 했다. 나는 정신이 무너져 버릴 것만 같았다.

그 순간 나는 빨리 엄마와 멀어지고 싶은 생각뿐이었다. 집을 떠날 때, 비록 일 때문에 떠나게 되긴 했지만, 짐가방을 들고 집을 나서던 그 순간 나는 길게 한숨을 쉬면서 오랫동안 내 가슴속에 틀어 막혀 있던 뭔가를 토해내고 좀 후련해지려 했다. 나중에야 엄마 같은 환자를 대할 때 내가 한 것처럼 몰아붙이듯이 하면 환자의 불만을 살 수 있기 때문에, 그런 태도는 피해야 한다는 걸 알게 되었다.

엄마가 "기억나"라고 말하다

아빠가 떠난 후, 나는 아주 오랫동안 아빠와의 작별로 인한 복잡한 감정 속에 빠져 있었다. 복잡하다고 한 건, 슬픔 외에도 내가 명확히 설명할 수 없는 감정들이 섞여 있었기 때문이다. 아마도 이런 감정에 자극을 받아서인지, 내 아둔한 머리가 불현듯 맑게 깨어 '인생의 의미'라는 큰 문제에 대해 진지하게 생각하게 되었다. 나는 원래 생각이 단순한 사람이다. 머리를 쓰기 싫어서 어릴 때부터 아빠에게 야단을 맞기도 했다. 그런 내가 이렇게 '사색적'으로 변한 건 나이가 들어서 그런 게 아니라, 아마도 아빠가 마지막 숨결을 불어넣어 내가 성장하도록 도와줘서인 것 같다는 생각이 들었다. 만약 아빠의 영혼이 하늘에서 나를 지켜본다면, 분명히 엇나갈 뻔했던 이 '둘째 놈'에 대해 드디어 안심할 수 있게 되어 마음이 편해졌을 것이다.

내 머릿속은 아빠로 가득했고, 마음속엔 슬픔, 원망, 자책, 아쉬움……, 그 외에도 내가 설명할 수 없는 감정들이 뒤섞여 있었다. 그 당시 나는 내 마음속이 이런 것들로 꽉 차 있다고 느꼈다. 나는 출구가 필요했고, 그래서 아빠의 그림을 그렸다.

엄마가 많은 일들을 잊어버렸기 때문에 나는 여러 가지 옛날 일들을
엄마에게 얘기해 줬다. 얘기를 듣는 엄마의 얼굴이 확실히 밝아지는 걸
본 나는, 매일 이야기 한 가지씩을 그림으로 그려 엄마의 기억을
일깨워주기로 했다.

〈나는 한 영의 병사다〉

나는 한 영의
나는 한 영의 병사다

백성들 가운데서 온

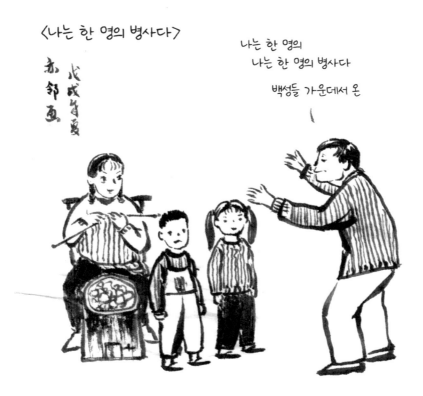

아빠는 신발 안드는 기술자

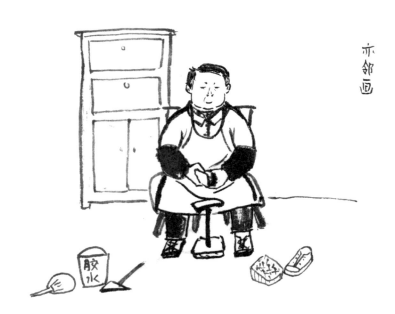

농구 코트 위의 용장

아빠는 부대에 있던 시기에 군구軍區를
대표해 전국 농구 대회에 참가한
적이 있었다. 아빠는 농구광이라고 할
정도로 농구를 좋아해서, 엄마와 함께
있는 시간이 줄어들어
엄마가 불안을
가지게 될 정도였다.
엄마는 그 당시 아빠가
농구를 하러 나가 집에 없는 동안
혼자서 어린 언니를 안고
있었던 일을 아직도
기억하고 있었다.

한동안 아빠는
갑자기 내게 농구를
가르쳐 주려고
했지만
결국 실패로
끝났다!
아빠가 늘 내게
불안을 가졌던 것도
이상할 게 없다.

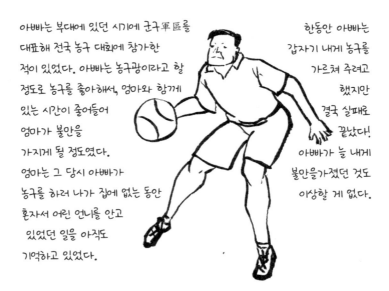

아빠는 솥 때우는 기술자

내가 초등학교 때, 학교에서 돌아와서 제일 먼저 해야 하는 일은
밥을 짓는 일이었다. 엄마 아빠가 미리 쌀을 씻고 물을 부어 안쳐
놨기 때문에, 우리가 할 일은 불을 때어 김이 오르고 나면 불을
줄이는 것뿐이었다. 그 당시 나는 노는 데 빠져서, 한번은 불을 땐
 채로 나가 놀다가 너무 늦게까지 노는 바람에 솥 바닥이 다 타서
구멍이 나 버렸다. 솥 때우는 기술자는 골목을 이따금씩 돌아다닐
뿐 정기적으로 오지 않아서, 아빠가 직접 솥을 때웠다.

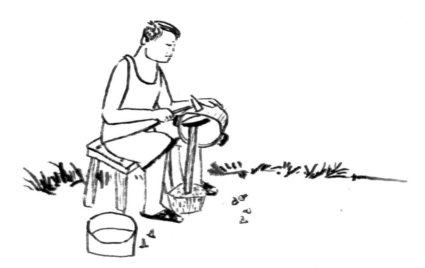

아빠는 특기가 하나 있었는데, 바로 양말을
깁는 것이었다. 아빠는 양말을 기울 때마다
"새 걸로 3년, 낡은 걸로 3년, 깁고 기워서 또
3년"이라고 중얼거렸다. 어떤 마음이었는지는
모르지만, 아빠가 내게 가르쳐 준 것들 중에서
양말 깁기 하나만은 그럭저럭 아빠의 마음에
들게 해낼 수 있었다. 하지만 이 기술은 별로
실용성이 없었다. 엄마한테 배운 새 옷 만드는
기술이 더 실용적이었다.

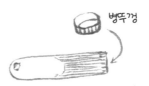

병뚜껑

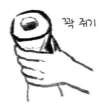

꽉 쥐기

가로세로로 깁기

아빠가 구멍을 기워
준 양말은 아주
꼼꼼히 기워져서 오래
신을 수 있었다.
아빠는 이 기술을
부대에서 배웠다.

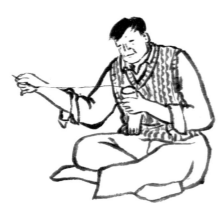

아빠가 우리에게 금나擒拿술을 가르쳐 주다

아빠가 하는 일의 성격상 여러 사람의 미움을 사서, 종종 여러 가지 협박을
받았다. 그래서 아빠는 우리에게 금나술을 가르쳐 줬다. 나는 힘들고 피곤한 게
싫어서 조금만 배우고 그냥 대충 하는 척만 했다.

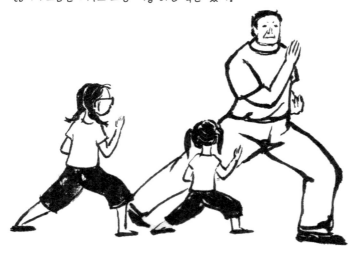

아빠는 어떤 놀이든 다 잘 할 줄 알았다. 우리는 어렸을 때 모든 놀이를 아빠와 같이 했다. 제기차기, 줄넘기, 공기놀이, 사방치기 등등 아빠는 못하는 놀이가 없어서 친구들은 우리를 아주 부러워했다.

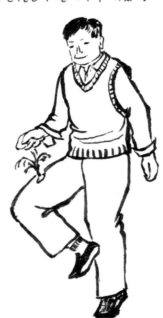

내 기억 속에서 아빠는 단 한 번 우대에 올라 공연을 했는데,
'세 마디 반 三句半'이라는 공연이었다. 자세한 내용은 기억나지 않지만,
아빠가 마지막에 짧은 문장을 말하는 역할을 맡았고, 아빠가 말을
끝맺을 때마다 관객들이 다들 웃었던 것만 기억난다.

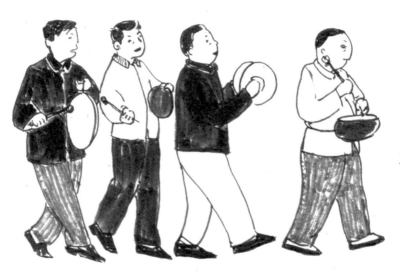

* 중국의 인간 설창예술의 일종으로 보통 네 명이 공연하는데,
  앞의 세 명은 비교적 긴 문장을 말하고 마지막 한 사람이 짧은 문장이나 단어를 말해
  관객들의 웃음을 이끌어내는 형식

접시를 손에 들고 두드리자

내 기억 속에서 엄마는 단 한 번 무대에 올라 공연을 했다. 엄마가 아줌마들 몇 명과
함께 연습할 때 나도 옆에서 따라했는데, 정말로 방법을 제대로 배웠다.

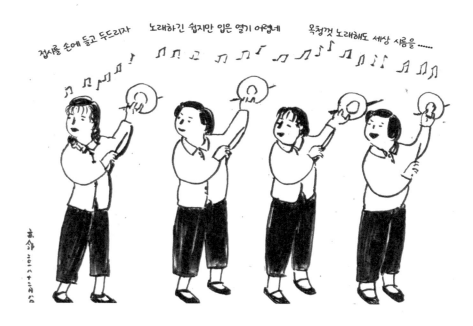

접시를 손에 들고 두드리자   노래하긴 쉽지만 입은 열기 어렵네   옥청껏 노래해도 세상 사름을 ······

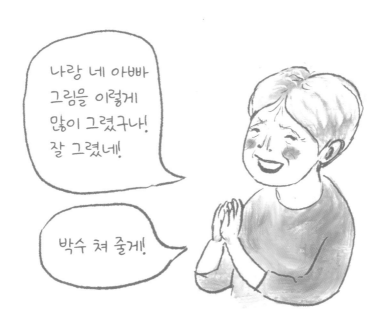

내가 그린 엄마와 아빠의 예전 오습을 보여줬더니
엄마는 정말로 기뻐했다. 내가 기억하는 한 엄마의
이런 반응은 이번이 처음이었다. 엄마는 그림들을
좋아하는 것 같았다.

나는 갑자기 희망을 보았다. 내가 매일 한 장씩 옛날 일을 그림으로 그려 엄마에게 보여줘서 기억에 자극을 준다면 엄마의 뇌위축증이 진행되는 걸 늦출 수 있을지도 모른다. 이 방법이 과학적으로 맞는지 아닌지는 모르지만, 나는 예술이 기적을 가져다줄 수 있다고 거의 맹목적으로 믿었다. 그리고 나는 어쩌면 이게 엄마의 마음으로 통하는 유일한 길일지도 모른다고 생각했다. 엄마와 함께 옛날 일에 대해 이야기하고 그걸 함께 그림으로 그린다면, 정말로 엄마의 기억을 일깨워서 병이 진행되는 걸 늦출 수 있을지도 모른다. 나는 이런 방법을 발견한 게 너무나 기뻤다!

엄마 아빠가 무대에 올라 공연을 한 그림 두 장을 엄마에게 보여준 날, 엄마는 나를 붙잡고 흥분해서 말했다. "이건 나도 기억나."

'기억나'라는 엄마의 한 마디에 나는 기뻐서 눈물이 다 났다! 엄마의 이 한 마디 말을 다시 듣기 위해 나는 쉬지 않고 그림을 그렸다. 나중에 나는 이 때 그린 그림들에 '엄마의 기억을 일깨우다'라는 제목을 붙였다.

엄마와 함께 추억을 남기다

엄마는 점점 더 말이 없어졌고, 많은 일들을 잊어버렸다. 대화할 때 사용하는 단어도 확연히 줄어들어서, 우리와 대화할 때 손짓으로 표현하는 일이 점점 더 늘어났다.

언니는 온갖 방법으로 엄마에게 말을 시켰고, 나와 동생도 가능한 한 자주 엄마와 영상통화를 했다. 핸드폰 화면을 통해 말수가 줄어든 엄마를 만날 때마다 우리는 대화를 하기가 아주 힘들었다. 그래도 엄마는 우리가 당부하는 말에는 순순히 알겠다고 대답했다.

"엄마, 언니가 그러는데 요즘은 언니 말을 잘 들으신다면서요?
몸조리 잘 하세요. 그래야 빨리 베이징에서 다 같이 만나죠."
"알았어!"
"그림 꼭 계속 그리셔야 돼요."
"날마다 그리고 있어. 네 책에 나온 그림도 따라 그렸어!"
"와, 잘 하고 계시네요. 언니가 엄마 그림 보여주더라고요.
엄마, 옛날 수영복 기억나세요?"
"기억나. 그때 어떤 장교가 수영하는데,
내가 그 아래로 헤엄쳐 갔었지."
"하하하, 우리 그 얘길 그림으로 그려 봐요!"

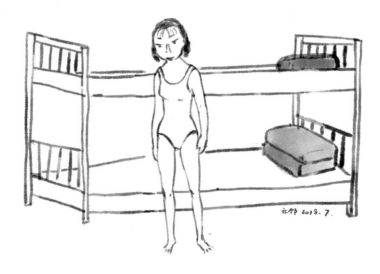

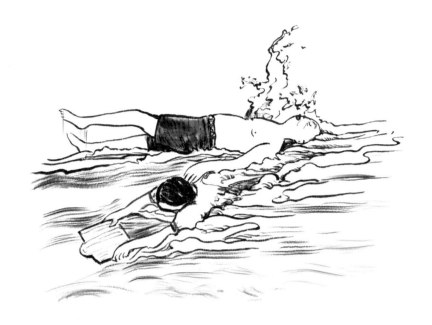

二〇一八年九月十二日
京都于中山

엄마는 그 당시 수줍음을 많이 타서, 늘 혼자서 보조용 나무판자를 가지고 수영을
했다. 수영 교관이었던 아빠는 몇 번이나 엄마에게 수영을 제대로 가르쳐
주려 했지만, 예민한 엄마는 누가 다가오는 게 느껴지면 곧바로 나무판자에
의지해 두 다리를 쭉 뻗고 재빠르게 도망갔다. 그 당시는 마침 배영이
유행하던 시기였는데, 한번은 어떤 장교 한 명이 수면에 누운 채 양손으로
수면을 가볍게 치고 있었다. 엄마는 물 밑에서 이리저리 헤엄쳐 다니다가 그
장교의 손에 맞았다. 물 밖으로 나온 엄마는 상황이 난처해진 걸 보고 잽싸게
도망쳤다. 아빠는 이 일로 엄마를 평생 동안 놀렸다.

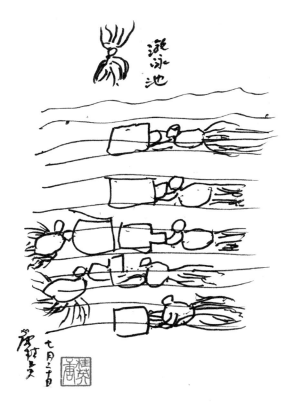

네 아빠는 교관이었어. 아빠가 다가올 때마다 난 나무판자를
붙잡고 다리를 쭉 뻗어서 순식간에 멀리 도망쳤지.

엄마가 그린 수영 그림

수영은 엄마 아빠에게 있어 특별하고 아름다운 추억이었다. 당시에 마오쩌둥 주석이 수영을 해서 샹강을 건너는 실제 행동을 통해 사람들에게 거대한 풍랑 속에서 단련하고 성장할 것을 호소했기 때문에, 전국적으로 수영 붐이 일었다. 아빠는 수영의 명수라서, 수영을 해서 샹강을 건너서 기념 메달을 받은 적도 있었다.

아빠는 수영을 아주 좋아했다. 주말에 곧잘 몇몇 전우들과 함께 샹강에 가서 수영을 했는데, 엄마에게 아빠와 전우들의 수영복을 챙겨 버스를 타고 샹강까지 와서 가져다달라고 했다. 엄마는 수영복만 입고 있는 사람들을 보기가 민망하다며 수영복을 가져다주기 싫어했다. 하지만 아빠의 고집을 꺾을 수가 없어서, 잔뜩 늑장을 부려 그 사람들이 땡볕 아래서 한참 기다리게 만들거나, 아니면 그들에게서 아주 멀리 떨어진 곳에서 수영복을 던져 주고는 도망쳐 오거나 했다. 엄마는 이 일을 얘기할 때마다 자기도 우스워했다.

나는 옛날 일을 이야기할 때 엄마의 반응이 더 강해지는 걸 느꼈다. 그래서 일부러 더 자주 엄마와 함께 옛날 일 이야기를 하고, 그 일들을 나와 함께 그림으로 그리자고 권하기도 했다.

한번은 엄마의 어린 시절에 대해서 이야기해 보라고 유도했다. 어린 시절 얘기를 꺼내자 엄마는 자기도 모르게 외할아버지에 대한 원망을 드러냈다. 엄마는 어렸을 때 공부를 하고 싶었는데, 외할아버지가 하지 못하게 했을 뿐만 아니라, 괭이로 엄마가 학교로 가는 길목을 막아 버리고는 엄마에게 수레를 끌라고 시켰다고 한다.

외할아버지의 나무로 된 일륜 수레는 내가 어릴 때도 있었다. 하지만 나는 가마니 위에 앉아 외할아버지가 밀어 주는 대로 신나게 논밭 사잇길을 달리기만 했다. 외할아버지의 일륜 수레는 엄마에게는 가슴속에 박힌 가시지만, 내게는 유년 시절의 아름다운 기억이었다.

너희 외할아버지는 늘 해도 뜨기 전에 날 깨워서 수레를 끌라고 했어. 나는 가기 싫었지만 안 갈 수가 없었지. 그래서 오르막길을 갈 때는 힘을 안 주고, 내리막길에서는 일부러 더 달렸어. 외할아버지는 뒤에서 따라 달리면서 나를 혼냈어. 그렇게 왜 날 공부를 안 시켜 줬냐고.

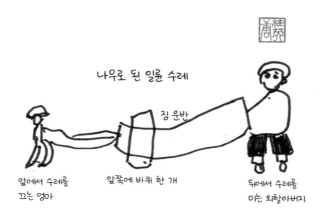

나우로 된 일륜 수레

짐 운반

앞에서 수레를 끄는 엄마

앞쪽에 바퀴 한 개

뒤에서 수레를 미는 외할아버지

외할아버지를 도와 수레를 끄는 엄마

엄마의
유년시절

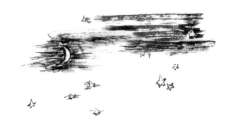

수레를 끄는 일은 어릴 적 엄마의 고민거리였다.
수레를 끄느라 늘 학교에 지각했기 때문이다.
그래서 엄마는 어떤 방식으로든 불안을 표시하려
했다.

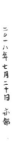

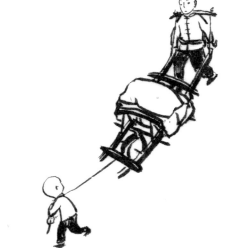

내가 그린 "외할아버지를 도와 수레를 끄는 엄마"

엄마는 본인 성격이 외할아버지를 닮았다고 했다. 외할아버지는 성격이 급해서, 걸핏하면 엄마에게 꿀밤을 먹였다고 한다.

외할아버지는 사람들과 대화할 때 엄마를 시집보낼 거라는 농담을 자주 했는데, 엄마는 그 말을 들을 때마다 아주 괴로웠다고 한다. 엄마는 외할아버지가 남존여비사상을 가지고 있다고 생각했다. "꼭 내가 집에 남아도는 사람인 것처럼, 하루 종일 날 시집보낼 거라는 말만 하지 뭐냐!" 나중에 엄마는 외할아버지에게 화가 나서, 집을 나와서 아주 오랫동안 외할아버지를 만나지 않았다. 어려운 시기가 되어 외할아버지가 굶주림 때문에 몸이 붓는 병에 걸린 걸 알게 된 후에야 부대로 모셔 왔다.

나는 엄마에게 물었다. "이렇게 오래 지났는데도 외할아버지를 생각하면 원망스러우신가 봐요. 그럼, 그래도 외할아버지를 사랑하세요?"

"에이, 그야 당연히 사랑하지!"

외삼촌 댁에 가다

한번은 네 외할아버지랑 외할머니가 나랑
동생을 데리고 외할아버지의 외삼촌을 만나러
갔어. 외할아버지는 성격이 급해서, 외할머니
걸음이 조금만 느려져도 아주 화를 냈지.
아이고, 얼마나 크게 호통을 치던지.

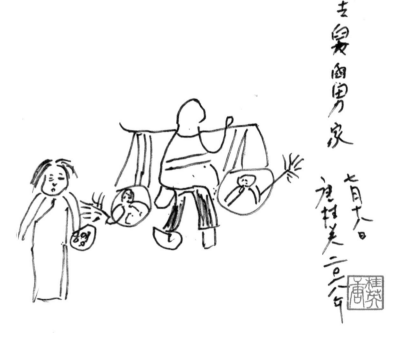

"시집이나 가라!" 이 농담은 소녀 시절의 엄마에게 악몽 같아서, 들을 때마다 마음이 너무나 아팠다.

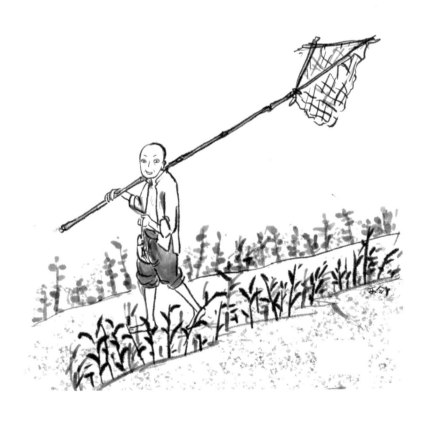

엄마 말에 따르면, 외할머니는 성격이 좋았다고 한다. 엄마의 기억 속에서 외할머니는 화를 낸 적이 한 번도 없고, 항상 조급하지 않고 온화했다고 한다. 외할머니는 혁신적인 생각을 가지고 있었다. "여자야말로 공부를 해야 돼. 남자는 힘쓰는 일을 해서 먹고 살 수 있지만, 여자가 배운 것 없이 힘쓰는 일을 하려면 너무 불쌍하잖니." 그래서 외할머니는 장신구를 팔아서 돈을 마련해서라도 엄마를 꼭 학교에 보냈다. "그랬는데도 나는 중학교도 졸업하지 못했으니, 아까운 일이지!" 엄마는 아쉬워하며 말했다.

외할머니 얘기를 할 때면, 엄마는 찌푸리고 있던 눈썹이 풀어지고 눈가에 미소가 어렸다. 외할머니에 대한 엄마의 기억은 즐거운 것뿐이었다. 외할머니는 엄마에게 <둥근 달月亮耙耙>이라는 후난 민요를 가르쳐 줬는데, 엄마는 아직까지 그 노래를 전부 기억하고 있었다. 엄마가 내게 그 노래를 불러 줬는지는 기억나지 않지만, 내 딸이 아기일 때 불러 준 것은 기억이 난다. 엄마는 노래 마지막 구절의 가사를 바꿔 불렀다. "아가씨야 울지 마라, 고개를 넘어가면 개집이 있단다." 그러면서 딸의 가슴 위에 이마를 부벼서, 딸이 깔깔 웃게 만들었다.

네 외할머니는 성격이 좋아서 이웃 사람들과도 다 잘
지냈어. 외할머니는 참 착한 사람이었지.
네 외할아버지는 우슨 일이든 남들보다 더 잘 했어. 밥도
남들보다 더 많이 잡숫고, 일도 더 많이 하셨어.
이건 내 어릴 때 오습인데, 솜옷을 입은 거야.
나는 성격이 네 외할아버지를 닮았어.

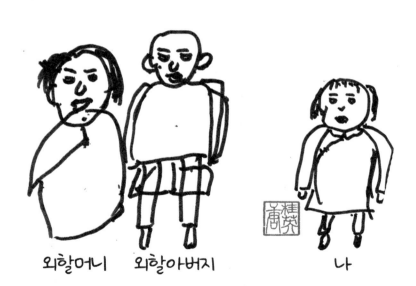

외할머니   외할아버지   나

네 외할머니는 집에서 닭이랑 오리를 길렀어.
평소에는 빨래를 하고 밥을 짓고 집안일을 하고,
보통 밭일은 하지 않았어.
외할머니는 신발 밑창을 아주 꼼꼼히 잘 박았지.

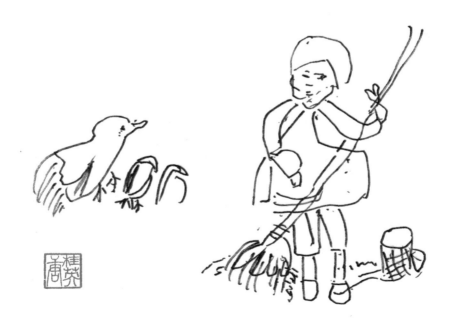

나를 옥욕시켜 주는 엄마

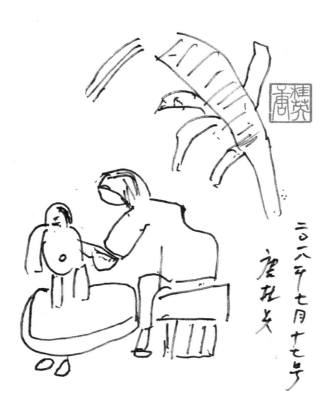

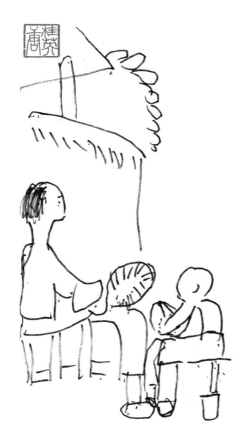

둥근 달
달 속에 할아버지가 앉았네
할아버지가 장 보러 나오니
달 속에 할머니가 앉았네
할머니가 향 피우러 나오니
달 속에 아가씨가 앉았네
아가씨야 울지 마라
고개만 넘으면 너희 집이란다.

한동안 엄마는 유난히 말이 없어서, 우리가 무슨 말을 해도 고개를 젓거나 끄덕이는 것만으로 대답하곤 했다. 우리가 아무리 온갖 지혜를 짜내도 엄마의 굳게 닫힌 입을 열 수가 없었다. 하지만 엄마는 우리의 단 한 가지 질문에만은 언제든지 진지하게 대답했고, 대답할 때마다 눈을 빛내며 생생한 표정을 했다. 그 질문은 바로 "엄마는 일생에서 제일 자랑스러운 일이 뭐예요?"였고, 엄마의 대답은 이랬다. "너희 셋을 낳은 거지!"

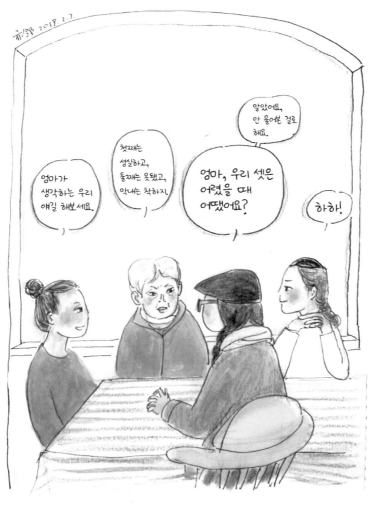

우리는 식사 후에 항상 엄마와 이야기를 나누려고 노력했다. 우리는 온갖
지혜를 짜내 여러 가지 화제를 꺼내서 엄마가 지금 제일 큰 관심을 가진
게 뭔지 알아내려 했다. 하지만 안타깝게도 어떤 화제든 오랫동안
이어지지 못했다. 엄마는 자꾸 다음 할 일로 넘어가려 했다.

우리 세 자매에 대한 엄마의 인상은 예전과 다름없이 아주 정확했다.

엄마는 우리의 어릴 때 일을 그림으로 그렸다. 엄마의 그림에는 특징이 있는데, 자신감이 넘치고, 선에 망설임이 없다는 것이다. 잘 그렸다고 하기는 힘들지만 모습이 아주 재미있었다. 다만 몇몇 글자들은 대충만 기억하고 있어서 엄마의 그림엔 가끔 틀린 글자가 있었다. 나는 이런 부분이 엄마의 당시 상태를 잘 설명해 준다고 생각해서 글자를 고치지 않았다. 엄마의 그림에 나온 나를 볼 때마다 나는 웃음을 참을 수 없었다. 이게 바로 엄마가 생각하는 내 모습인 것이다.

첫째의 어릴 때 모습

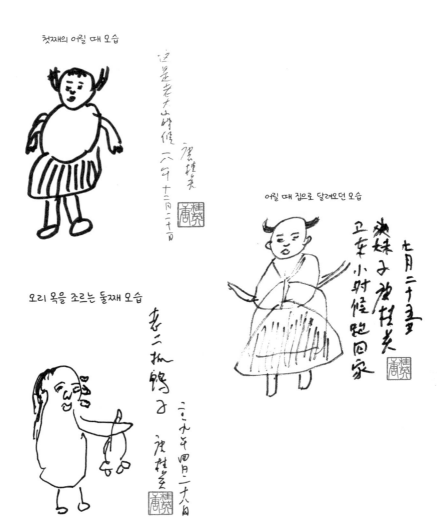

这是老大小时候 一八○年十二月二十日 崔振英 [印]

어릴 때 집으로 달려오던 모습

七月二十五 姊妹子崔振英 二毕小时候跑回家 [印]

오리 목을 조르는 둘째 모습

老二抓鸭子 一九一年四月二十六日 崔振英 [印]

엄마가 그린 우리 세 자매의 어릴 때 모습

134

인형을 안고 있는 막내

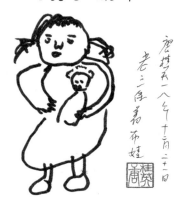

막내가 예쁜 손수건으로 어떤 아이의 엉덩이를
닦아 줬다. 참나.

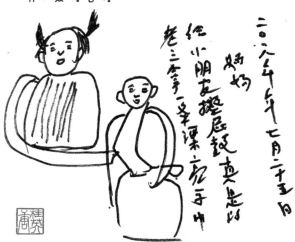

언니는 소심해서 어른들 말을 잘 듣고, 말썽을 부리지 않았다. 나는 담이 크고 말썽부리기를 좋아했다. 그래서 우리가 저지른 거의 모든 '못된 짓'은 내가 주도한 거였지만, 야단은 언니가 맞았다. 아빠는 언니로서 동생에게 모범을 보이고, 동생이 '못된 짓'을 하지 못하도록 말려야 한다고 생각했기 때문이다.

어느 해엔가 홍수가 났을 때, 엄마 아빠는 장을 보러 가면서 우리에게 절대로 집 밖으로 나가지 말라고 신신당부를 했다. 하지만 엄마 아빠가 문 밖으로 한 발 내딛자마자 나는 언니에게 나가 놀자고 부추겼다. 어른들 말을 잘 듣는 언니는 나가지 않으려고 했다. 나는 눈알을 굴렸다. "우린 나가 노는 게 아니라 엄마 아빠를 마중 나가는 거야. 멀리 가지도 않을 거야. 저기 언덕 아래까지만 가자." 언니가 알겠다고 해서 우리 둘은 신나게 언덕 아래까지 갔다. 나는 또 언니를 꼬셨다. "최소한 언덕 중턱까진 가야지." 중턱에 도착하자 나는 또 이렇게 말했다. "최소한……." 이렇게 해서 우리 둘은 점점 더 멀리까지 갔다. 집에 돌아온 부모님은 우리가 보이지 않자 애가 타서 당장 찾으러 나섰다. 결국 오후가 되어서야 우리를 찾을 수 있었다. 나와 언니는 집으로 돌아가 아빠에게 호되게 혼이 났다.

언니가 처음으로 썼던 반성문도, 아빠에게 처음으로 혼이 나 무릎 꿇고 벌을 선 일도 모두 나와 관련이 있었다. 엄마는 내가 이 이야기를 그림으로 그린 걸 보더니 눈썹을 찌푸리며 말했다. "전부 네 잘못이었어."

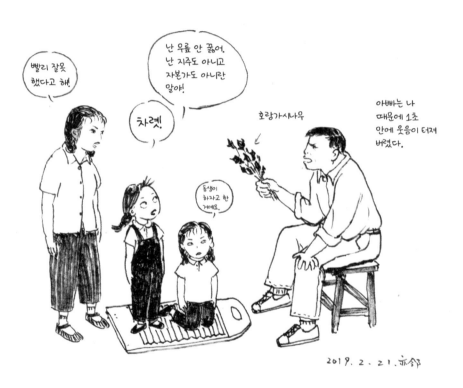

동생은 고생을 잘 견뎠다. 춤추는 걸 좋아했기 때문에 특히 기본기를 익히는 부분에서 그랬다. 언니가 주저우株洲로 공부하러 간 후로는 나와 동생이 집에 남아 아빠에게서 금나술을 배웠는데, 동생은 힘든 훈련을 잘 견뎌서 아빠의 환심을 샀다.

동생은 아빠의 귀염둥이였다. 아빠는 동생을 특별히 아꼈다. 아빠를 닮아 주근깨가 있다는 것도 아빠가 동생을 편애하는 이유 중 하나였다. 나는 가끔 만약 우리 세 자매 중에 아빠의 전생의 연인이 있다면 분명히 동생일 거라고, 언니는 아마도 아니고 나는 절대로 아닐 거라고 농담을 했다.

어느 날 동생은 아빠 얼굴에도 주근깨가 있는 걸 발견했다. 아빠의
피부색이 어두운 편이라 지금까지 발견하지 못했던 것이다. 아빠는
동생을 특히 사랑해서 주근깨를 물려준 거라고 말했다. 나는 한쪽에서
히히 웃으면서, 아빠가 제일 사랑하는 딸이 내가 아니라서
다행이라고 속으로 생각했다.

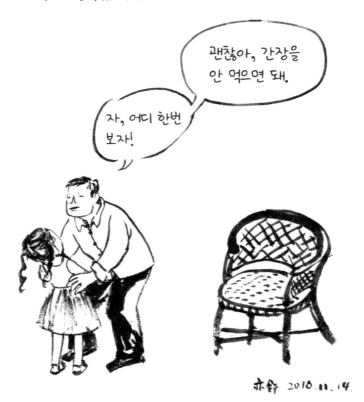

내가 두 살이 되자 부모님은 나를 시골에 있는 외할머니 댁에 맡겼다. 그 후로 나는 자유자재로 산으로 들로 돌아다니는 방목 생활을 하게 되었다.

사람들은 다들 내가 장난기가 너무 많아서 여자아이가 아니라 남자아이 같다고 생각했다. 부모님은 언니와 동생에게는 서양 인형을 사 주고, 내게는 나무로 된 총을 사 주었다. 나도 사실 속으로는 서양 인형이 정말 가지고 싶었다. 엄마 아빠가 이해하는 건 내 한쪽 면일 뿐이었다. 사실은 나도 조용히 있을 때가 있었다. 다만 내가 조용히 있을 때 하는 일들, 그러니까 그림그리기나 종이 공예 같은 것들이 전부 엄마 아빠가 별로 좋아하지 않는 일들일 뿐이었다. 그래서 나는 이런 일을 할 때는 보통 부모님 몰래 하곤 했다.

물론, 엄마가 나에 대해 '못됐다'고 말한 것도 억울할 건 없다. 언니는 말을 잘 듣기로 유명했고, 생기기도 예쁘게 생겼고 옷차림도 깔끔했다. 외할머니 댁에 갈 때마다 사람들의 주의는 온통 언니에게 쏠려서 다들 언니를 칭찬했고, 그러는 김에 내 험담을 한 마디씩 했다. 내 무의식 때문인지 아니면 언니에 대한 질투 때문인지는 모르지만, 나는 언니를 곧잘 괴롭혔다.

엄마에게 내 어린 시절에 대해 어떤 인상이 제일 깊이
남았는지 물어보면, 엄마는 전혀 망설임 없이
'못됐었다'라고 말한다. 그건 아마 내가 어릴 때 했던
제일 못된 짓 때문일 것이다.

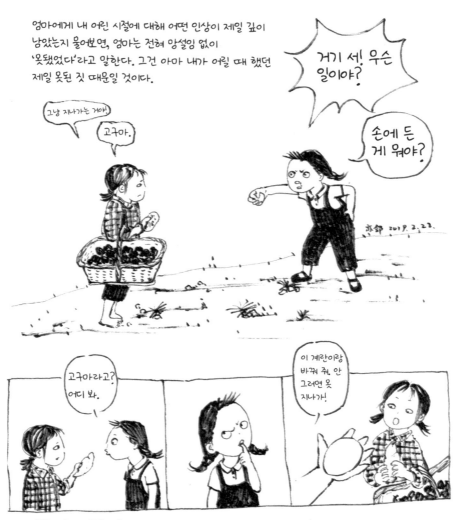

결국 나는 내 뜻을 이뤘다. 이 일은 내 일생에서 처음이자 마지막으로 '노상강도' 짓을 한 거였다.

"동생이 엉덩이에 물이 들어갈까 봐 무서워한 일", "내가 언니에게 동생을 안고 뒤로 걸으라고 한 일", "내가 오리의 목을 조른 일", 이런 것들이 우리가 어릴 때 있었던 유명한 일화다. 내가 어릴 때 저지른 두 가지 일 때문에 나에 대한 엄마의 인상은 시종일관 '못됐다'고 남았다. 그 중 하나는 오리 목을 조른 일이고, 다른 하나는 망치로 언니의 등을 때린 것이다.

나는 이 장면들도 모두 그림으로 그렸다. 엄마가 아직 이 일들을 기억하고 있긴 하지만, 그 기억도 오래 가지 않고 머지않아 이 일들까지 잊어버릴까 봐 걱정되었기 때문이다.

동생의 처량한 울음소리를 듣고 나는 '소리가 하늘까지
울려퍼지다響徹雲霄'라는 사자성어를 떠올렸다. 엄마는
어떻게 물이 엉덩이에 들어간다는 건지 도무지 상상할 수
없어 허둥거렸다. 언니는 우는 동생이 안타까워 한쪽에서
눈물을 닦고 있었다.

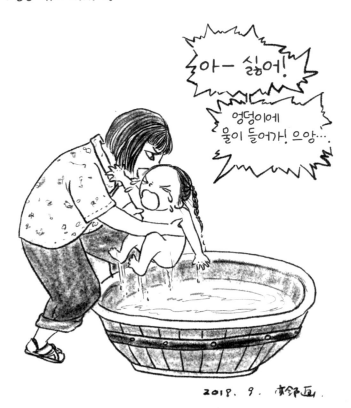

2018. 9.

143

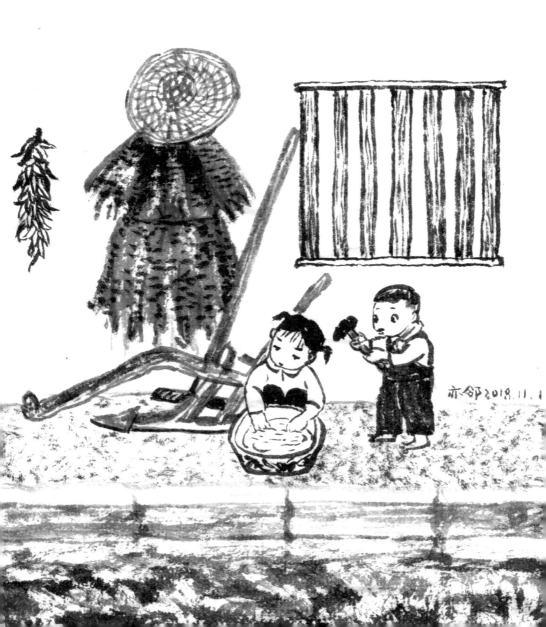

이 일은 내가 어릴 때 있었던 일들 중에서 엄마가
유일하게 아주 뚜렷하게 기억하고 이야기하는
일이다. 엄마는 이 일화를 이야기한 후엔 꼭 한
마디를 덧붙였다. "너는 여자애가 아니라 남자애
같았어!"

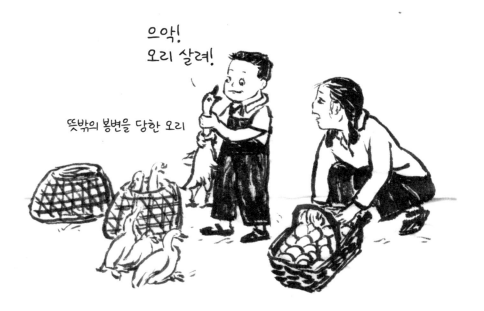

으악!
오리 살려!

뜻밖의 봉변을 당한 오리

나는 종종 엄마가 우리 세 자매를 낳아서 정말 다행이라고 생각했다. 우리 세 명은 정말 완벽한 조합이었다. 내가 때때로 언니를 끌어들여 장난을 치고, 동생에게 샘을 내긴 했지만, 사실 우리 세 자매의 평소 생활은 아주 화목했다. 내가 사고를 치면 언니가 마지못해 책임을 져 줬다. 나는 늘 언니를 성가시게 굴긴 했지만 곧잘 언니의 문제를 해결해 주기도 했다. 언니는 모든 것이 완벽한 예쁜 꽃이었지만, 나라는 푸른 잎이 꼭 언니를 받쳐 줘야 했다. 동생은 춤추는 걸 좋아해서 나와 언니는 항상 동생을 칭찬해 줬다. 언니와 내가 갑자기 어떤 머리 모양을 떠올리면 동생은 우리의 모델이 되었다. 가끔 우리 세 자매는 한통속이 되어 셋이 같이 말썽을 부리기도 했다. 옛말에 여자 셋이면 연극이 한 편이라는데, 우리 집의 이 연극은 누구 한 명이라도 빠지면 불가능했다.

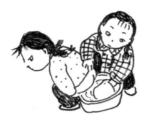

내 엉덩이를 씻어 주는 언니

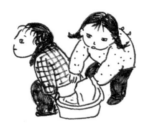

언니 엉덩이를 씻어 주는 나

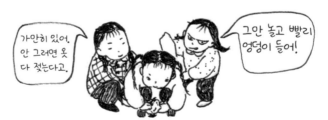

동생 엉덩이를 씻어 주는 언니와 나

・亨・
2018. 12. 15.

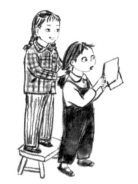

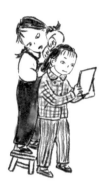

내 머리를 땋아 주는 언니　　　　언니 머리를 땋아 주는 나

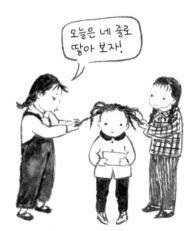

오늘은 네 줄로
땋아 보자!

동생 머리를 땋아 주는 언니와 나

赤松子 2018. 12. 26

머리 말기

우리는 『대중전영大眾電影』 잡지에서 본 머리를 만 헤어스타일이 매력적이라고 생각했다. 그래서 동생의 머리카락이 우리의 실험대상이 되었다. 동생은 어려서부터 꾸미기를 좋아했기 때문에, 이렇게 하면 더 예뻐질 거라고 믿게 만들기만 하면 아무리 힘들어도 기꺼이 참았다.

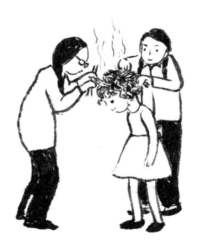

그래서 우리가 젓가락을 불에 구워 동생의 머리를 말아서 머리카락에서 연기가 나는데도, 동생은 이제 곧 예뻐질 모습을 동경하면서 여전히 웃고 있었다.

애일 점심 후의 낮잠 시간은 우리의 특별 공연 시간이었다. 우리는 베개
수건을 딸에 묶어 덧소매를 만들었다. 세 영 다 귀족 아가씨 역할을
맡으려 했고, 아무도 시녀 역할을 맡으려 하지 않았다.
왠지 모르지만 우리는 소매로 얼굴을 가리고 우는 연극을 좋아했다.
물론 베개 수건을 양토처럼 두르고 양쯔룽楊子榮같은 역할을 연기하기도
했다. 휴식시간이 끝나는 종이 울리면 우리는 잼싸게 누워 자는 척을 했다.
우리 셋 다 연기를 꽤 잘 하는 편이었다.

머리핀과
털실로 직접
안든 귀걸이

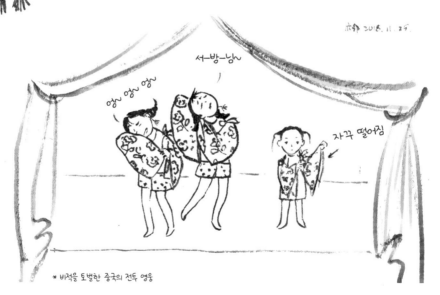

* 비적을 토벌한 중국의 전투 영웅

150

제4장

지금은 멍한 엄마도 예전엔 슈퍼우먼이었다

엄마는 항상 무심한 표정이었다

2018년 여름휴가 때 언니가 엄마와 함께 베이징으로 와서, 우리 세 자매도 베이징에서 다시 모였다. 우리는 베이징에서 우리 셋이 엄마와 함께 시간을 보낸다면 엄마도 분명히 즐거워할 거라고 순진하게 생각했다. 나와 동생은 계속 일을 해야 하니 엄마는 주로 언니와 함께 있겠지만, 그래도 온가족이 자주 만날 수 있으니 괜찮을 거라고 여겼다.

'탕'씨 집안 사람들이 '탕' 커피에 왔다. 엄마와 함께 카페에 온 건
이번이 처음이었다. 우리는 구슬놀이 세트와 엄마의 뜨개질 도구를
가져왔다. 그림 그릴 사람은 그림을 그리고, 책 읽을 사람은 책 읽으며
한가로운 시간을 보냈다.

流舒 · 2018. 8. 4. · 北京 ·

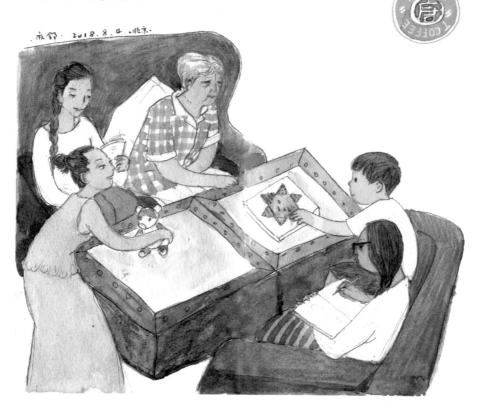

하지만 우리 생각이 틀렸다. 베이징에 온 후로 엄마는 어린아이처럼, 그것도 귀염성 없는 아이처럼 변했다. 엄마는 외로움을 심하게 타서 늘 누군가가 옆에 있어 줘야 했다. 계속 마음이 불안한 상태인 것 같았다.

우리는 갖은 방법을 써서 엄마의 마음을 편하게 해 주려고 했다. 하지만 우리가 무슨 짓을 해도 엄마가 아무런 반응도 하지 않을 때, 엄마의 무심한 얼굴을 보노라면 가끔씩은 정말로 좀 짜증이 났다. 그리고 내가 제일 견디기 힘들었던 건, 엄마가 우리가 자기를 하루 종일 돌봐 주기를 바라게 됐다는 거였다.

그보다 더 힘들었던 건, 엄마가 무슨 일이든 단 5분도 계속하지 못한다는 거였다. 우리는 온갖 방법을 계속 바꿔 가며 엄마를 달래 줘야 했다. 엄마는 가끔 자기가 무슨 말을 하는지도 모르는 것 같았고, 가끔은 우리가 하는 말을 알아듣는 건지 아닌지도 알 수 없었다. 그건 정말 이상한 느낌이었고, 나는 그 때문에 굉장히 무력한 기분이었다.

엄마의 무심하고 생기 없는 얼굴을 보면서 나는 가끔씩, 엄마는 지금 괴로움과 즐거움을 느끼기는 하는 걸까? 하는 생각이 들었다.

나는 엄마에게 인생에서 괴로움과 즐거움 중에 어느 쪽이 더 많았는지 물어봤다. 눈썹을 찌푸리고 있던 엄마는 곧바로 인상을 펴면서 "즐거움이 많았지!"라고 대답했다. 엄마의 무심한 두 눈을 보면서 나는, 사람에게 행복을 느낄 수 있는 능력이 있다는 건 얼마나 행복한 일인가 하고 생각했다. 불행히도 엄마는 지금 그런 능력을 점점 잃어버리고, 그저 무심한 얼굴만 남게 된 것 같았다.

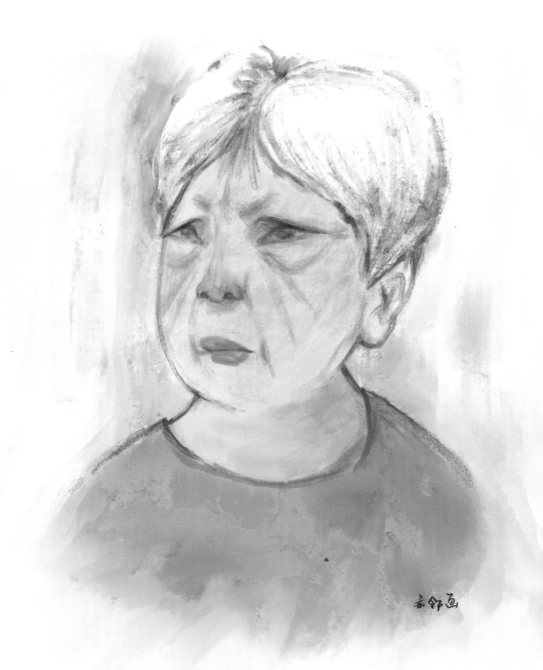

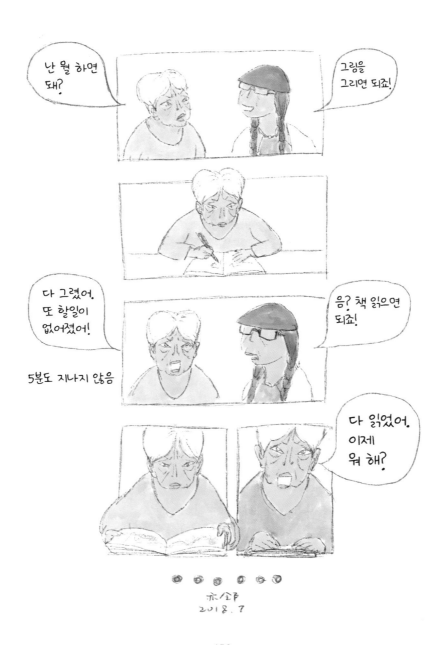

엄마가 너무 의존적으로 변해서 나는 적응이 되지 않았다.
도대체 뭐가 문제인지 알 수 없어 조바심이 났다.

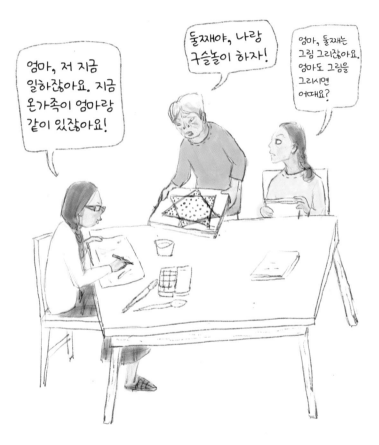

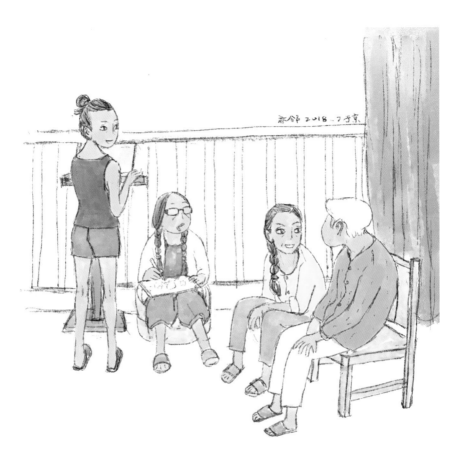

"엄마, 왜 자꾸 한숨을 쉬세요. 기분 안 좋으세요?"
"아유, 할 일이 없어서."
"뭘 하고 싶으신데요?"
"오르겠어."
"그럼 뭐가 좋으세요?"
"그림 그리는 거."
엄마는 공책을 가져와서 2분도 채 안 되게 그림을 그리고는 그만 하겠다고 했다.

엄마, 왜 그렇게 늘 인상을 쓰고 계세요?
나도 올라.
기분이 나쁘세요?
아니.
그럼 왜 자꾸 한숨을 쉬세요?
나도 오른다고.

하루 종일 인상만 쓰고 있는
엄마를 보면서, 우리 세 자매는
어쩔 도리가 없었다……

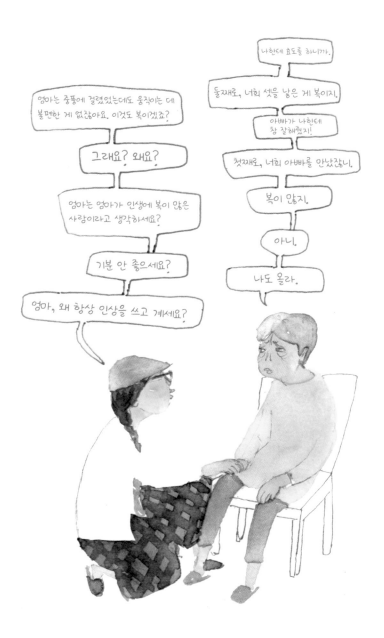

그때 우리의 슈퍼우먼 엄마

엄마를 보면서 나는 자주 어리둥절해졌다. 무료하고 멍한 표정의 이 멍청한 할머니가 정말로 우리 기억 속의, 그 영리하고 손재주가 좋아 못하는 게 없었던 슈퍼우먼 엄마와 같은 사람이 맞는 걸까?

예전의 엄마는 총명하고 손재주가 뛰어나서 자수며 옷 재단이며 재봉틀 다루기며 뜨개질 등등, 여자들이 하는 이런 일에 전부 능했다. 엄마는 머리 쓰는 걸 좋아하고 행동이 아주 재빨랐다. 그리고 책읽기를 좋아하고 이야기도 아주 잘해서, 우리에겐 엄마가 제일가는 이야기꾼이었다. 엄마는 여러 가지 간식과 요리도 만들 줄 알았다. 어른이 되어 집을 떠난 후로 엄마 손맛이 그리워질 때마다 나는 엄마가 만들어 준 감주와 절인 육포, 소시지, 두부 완자, 메이더우푸, 라바더우, 쏸더우자오, 고추 소스 생각이 났다.

예전에 엄마는 몸가짐에 신경을 많이 썼다. 엄마는 예쁜 걸 좋아하고, 인생을 즐겼다. 엄마의 젊은 시절에는 예쁜 걸 좋아하는 취향을 마음껏 발산할 수 없었기에, 엄마는 그런 취향을 우리 세 자매를 예쁘게 꾸미고 우리 집을 꾸미는 데 쏟았다. 그래서 우리는 늘 남들보다 예쁜 옷을 입었고, 집에서 쓰는 커튼, 식탁보, 침대보까지도 다른 집과는 달랐다. 엄마는 불결하고 예쁘지 않은 사람이나 사물에 대해서는 언제나 불쾌한 감정을 숨기지 않았다.

노화와 질병이 엄마 기억의 일부뿐만 아니라, 아름다움에 대한 기호와 동경까지 한꺼번에 지워 버렸다! 지금의 엄마는 점점 자기가 예전에 싫어했던 모습으로 변해 가고 있다. 사람이 어떻게 이렇게까지 변할 수가 있을까!

우리가 어릴 때 입었던 옷들은 전부 엄마가 만들어 준 거였다. 어떤 스타일의 옷이든 엄마는 한 번 보기만 하면 바로 만들 수 있어서, 최신 유행하는 옷을 우리 몸에 꼭 맞게 만들어 줬다. 레닌복, 멜빵치마, 드라마에 나온 옷 등등, 엄마가 만든 옷은 전부 사람들에게 칭찬을 받았다. 다들 단순한 옷만 입던 그 시대에 우리 자매는 엄마가 만들어 준 옷을 입고 늘 선망의 눈길을 한 몸에 받았다. 우리 자매의 옷 외에도 아빠의 셔츠, 인민복, 외할아버지와 외할머니의 옛날식 평상복도 전부 엄마가 직접 만든 거였다.

엄마가 내게 만들어 준 옷은 수도 없이 많지만, 그 중에 제일 기억에 남는 옷은 엄마가 특별히 내 몸에 맞게 만들어 준 생리용 바지였다. 어릴 때 나는 생리 때마다 통증이 아주 심했고, 가끔은 하루에 속옷을 몇 번이나 갈아입기도 했다. 여름엔 그나마 나았지만 겨울에는 너무 불편했다. 그래서 엄마는 각각의 부분을 분해할 수도 있고, 사이즈도 조절할 수 있는 생리용 바지를 만들어 줬다. 이 바지를 입고 있으면 속옷을 갈아입을 때 바지를 벗지 않고 그대로 속옷만 갈아입을 수 있었다. 엄마는 머리 쓰는 걸 좋아하는 사람이었다.

엄마는 수공예에 능해서 자수와 재봉과 뜨개질 등등 못하는 게 없었다. 나도
어릴 때부터 엄마의 영향을 받아서 그런 일들을 해 보고 싶었지만, 엄마는
우리에게 그런 걸 가르쳐 주지 않았다. 엄마는 우리가 공부에만 시간을 쓰기를
바랐다. 하지만 엄마 생각과는 달리, 자수나 재봉을 배우려고 노력하지
않았다고 내가 성적이 좋았던 건 아니었다. 나는 두 가지 다 잘 하지
못했다. 나중에 수공예를 배우긴 했지만 실력이 좋지는 못했다. 엄마에게
예전에 왜 그런 생각을 했느냐고 물어봤더니, 엄마는 자기가 어릴 때 공부를
하고 싶었는데 하지 못했기
때문에 우리가 엄마의 바람을
대신 이뤄 주기를 바랐다고
말했다.
하지만 나는 결국 엄마를
실망시키고 말았다.

二〇一八年九月十九日亦邻

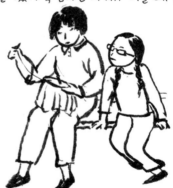

우리 가족의 옷은 전부 엄마가 만든 거였다. 엄마는 완벽주의자라서 조금이라도 마음에 안 들면 가차 없이 뜯어 버렸다. 엄마가 옷을 뜯을 때마다 아빠는 속상해했다. "라오탕, 뜯지 마. 당신이 옷 뜯는 것만 보면 너무 속이 상해!" 그러면 엄마는 아빠를 흘겨봤다. "거 참 이상하네. 당신이 뜯는 것도 아닌데 왜 당신이 속이 상해요?" 엄마의 기준이 높았기 때문에 우리는 어릴 때부터 몸에 꼭 맞는 유행하는 옷을 입을 수 있었다.

二〇一八年八月二十日

亦舒画

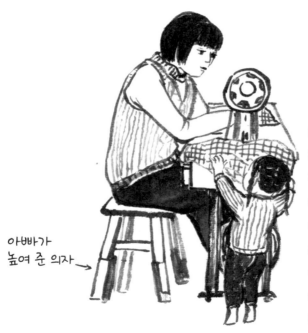

아빠가
높여 준 의자→

동생은 엄마 뒤꽁무니만 졸졸 쫓아다녔다. 엄마가 뭘 하든 옆에서 옹알거리다가 한바탕 야단을 맞고서야 만족하곤 했다.

어릴 때 나는 재봉틀 다루는 법을 꼭 배우고 싶었지만, 엄마는 우리가 재봉을 배우는 걸 좋아하지 않았다. 엄마는 우리가 공부에 시간을 더 쓰기를 바랐다. 그래서 나는 엄마가 집에 없을 때 몰래 재봉틀 다루는 법을 익혔다. 한번은 작은 이불보를 만드는데, 내가 꼭 해 보고 싶다고 졸랐다. 화로 위를 덮을 것이라 아주 잘 만들지 않아도 되었기 때문에 엄마는 내가 만들어도 좋다고 허락해 줬다. 그런데 뜻밖에도 내가 꽤 잘 만들어서, 엄마 몰래 재봉을 익혔다는 걸 더 이상 숨길 수 없게 되었다.

내가 막 졸업한 후에, 이제는 더 이상 공부를 하지 않아도 됐기 때문에 나는 엄마가 옷을 만드는 걸 옆에서 보고 배웠다. 엄마는 내게 재단하는 기술을 가르쳐 주고, 패턴을 보는 법도 알려줬다. 그때가 엄마와 내가 제일 사이가 좋았던 시기였다.

우리 셋 중에선 나 혼자만 옷 만드는 데 관심이 많아서, 옷 만들기에 관해 엄마와 얘기를 할 만한 화제가 많았다. 나는 엄마가 재봉틀로 옷을 만드는 이 그림을 보여주고 그 당시 엄마가 재봉을 할 때 썼던 의자 얘기를 꺼냈다. 그 의자는 엄마가 재봉할 때 쓰라고 아빠가 특별히 높이를 높여 준 의자였다. 엄마는 이 일에 대한 기억이 벌써 좀 흐릿해져 있었다. 하지만 몇 달 후에 언니가 다시 얘기를 꺼냈더니 엄마는 이 일을 기억해냈고, 아빠가 의자를 고치는 모습도 그림으로 그렸다.

의자 고치기

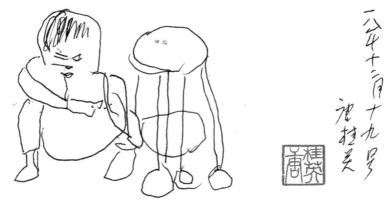

80년대에 〈붉은 의혹赤い疑惑〉이라는 일본 드라마에서
야마구치 오오에山口百惠가 입었던 세일러 칼라의 교복
치마가 엄청나게 유행했다. 그 당시엔 드라마에 나온
옷을 사고 싶다 한들 돈이 있어도 살 수가 없었다.
하지만 우리에겐 능력 있는 엄마가 있어서 우리
세 자매에게 한 벌씩 만들어 줬다. 우리 셋이 그 옷을 입고
거리를 걸으면 꽤나 눈길을 끌었다.

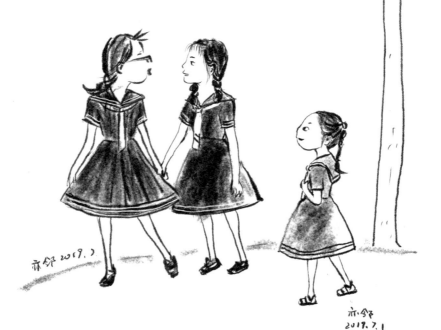

동생의 이 원피스는 엄마와 내가 처음으로 같이 만든
옷이었다. 나는 달력에서 본 외국 소녀가 입은 원피스의
모양을 조금 바꿔서 옷 스타일을 정했다. 나는 옷감을
정하고, 어깨끈 부분을 고쳐서 길이를 자유롭게 조절할 수
있게 해서 동생이 키가 자라더라도 계속 입을 수 있게
만들었다. 어깨끈은 내가 직접 뜨개질을 해서 만들었다.
동생은 이 원피스를 몇 년 동안이나 입었다.

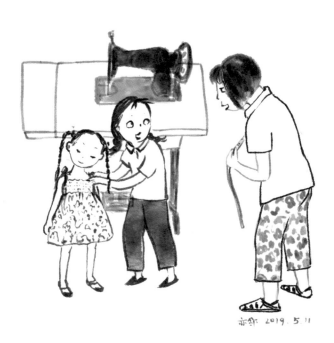

이 옷, 그리고 오자는 당시에 패션 디자인
대회에 참가하기 위해 처음부터 끝까지 나와
엄마가 함께 만든 것이다. 어깨 패드, 통이
좁은 옷소매, 남성적인 스타일······.
하하, 그 시대의 상징들이다.

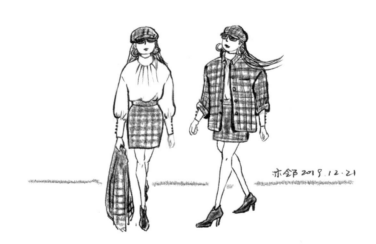

엄마는 소설 읽는 걸 아주 좋아했다. 평소엔 일하느라
바쁘고, 퇴근하고 오연 세 아이를 돌봐야 하고, 아빠는
음식을 할 줄 모르고 조수 노릇만 할 수 있어서, 엄마는 잠들기
전에 겨우 몇 페이지 읽을 시간밖에 없었다. 엄마의
이야기를 들으러 오는 이웃들은 늘 부족하다면서 엄마에게
책을 조금만 더 많이, 더 빨리 읽고 이야기를 더 해 달라고
재촉했다.

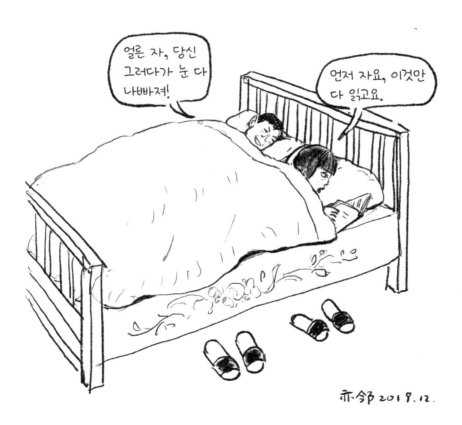

그 당시 이웃들은 어른 아이 할 것 없이 모두 우리 집에 와서 엄마가 해 주는 이야기를 듣는 걸 좋아했다. 엄마는 겨울엔 고소한 콩참깨차를 끓이고 간식을 준비해 두고 바느질을 하면서 사람들에게 이야기를 들려줬다. 내가 제일 인상 깊게 들었던 이야기는 『천일야화』였다.

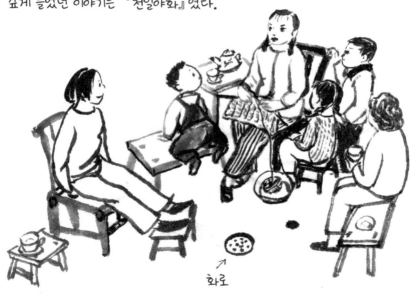

화로

닭을 기르는 엄마

저녁을 먹고 나면 엄마는 바구니를 들고
마당으로 나가 닭에게 오이를 줬다.
아빠는 말로는 엄마가 굳이 일을 만들어서
한다고 하면서도 매번 엄마와 함께
나갔다.

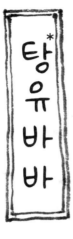

탕유바바[*]

아빠는 탕유바바를 엄청나게 좋아해서, 엄마는
정기적으로 많이 만들어서 보관해 뒀다. 나는
지금도 탕유바바만 보면 아빠가 만연에
만족스러운 미소를 띠고 떡을 후후 불면서
조금이라도 더 빨리 입 안에 넣으려 하던,
행복감으로 가득하던 그 모습이 머릿속에
떠오른다.

*탕유바바: 후난성 창사 지역의 간식으로 설탕에 절여 기름에 튀겨낸 떡

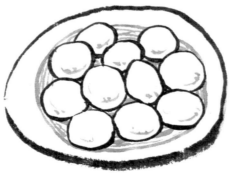

二〇一八年 十月 一日 永爺

173

어릴 때 엄마 아빠는 아침에 아주 일찍 일어나 우리에게 아침을 만들어 줬다. 우리는 인쓰줴안銀絲卷을, 특히 조그맣게 만든 걸 제일 좋아했다. 동생이 조그만 인쓰줴안을 만들어 달라고 할 때마다 아빠는 아주 기뻐했다. 한번은 엄마가 조그맣게 만들려면 시간이 너무 많이 걸린다고 말하자 아빠는 아주 자애로운 표정으로 "우리 막내가 좋아하잖아"라고 말했다. 하지만 내가 똑같은 요청을 하면, "크든 작든 맛은 똑같잖아!"라는 대답이 돌아왔다.

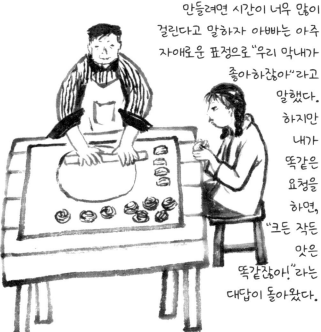

二〇一八年八月十四日 亦鄰画于京

＊ 가느다란 실 뭉텅이처럼 생긴 꽃빵

174

다층 건물에 살기 전에 엄마는 항상 어떻게든 텃밭을 일궈 채소를 생기 넘치게 키워냈다. 엄마의 텃밭에 대해 내 기억에 제일 깊게 남아 있는 건 채소가 아니라 텃밭에 핀 여러 가지 꽃들이었다. 그래서 내가 아들을 임신했을 때 태몽에까지 엄마의 텃밭과 거기 피어 있는 호박꽃, 수세미꽃, 콩꽃이 나왔다.

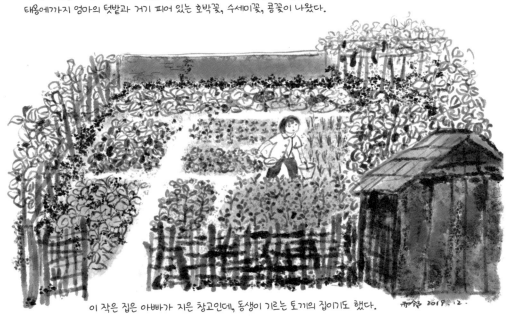

이 작은 집은 아빠가 지은 창고인데, 동생이 기르는 토끼의 집이기도 했다.

175

엄마가 한때 가졌던 이상

생의 마지막 나날을 보내는 아빠를 돌보는 경험을 한 후로, 늙는다는 것에 대한 나의 공포는 주름살과 검버섯에 대한 두려움에서 신체 기능과 존재 가치의 상실에 대한 공포, 다시 말해 죽음에 대한 공포로 발전했다. 나는 노화가 나를 '쓸모없는' 사람이 되게 만든다면, 내가 살아가는 이유는 도대체 무엇일지 생각하게 되었다.

나는 어려서부터 커서는 "쓸모 있는 사람이 되어야"하고, 늙어서도 "뭔가를 이루고, 쓸모가 있는" 사람이 되어야 한다고 배우면서 자랐다. 하지만『가장 훌륭한 작별』에서는 "사람은 행운과 엄격한 자기관리(음식에 주의하고, 꾸준히 운동하고, 혈압을 관리하고, 필요한 때에 적극적으로 치료를 받는 것)를 통해 오랫동안 자신의 삶을 통제할 수 있다. 하지만 마지막에는 모든 상실이 한 지점에 쌓일 것이다. 이 지점에 도달하면, 우리의 신체 혹은 정신은 생활 속의 일상적 요구에 스스로 대처할 능력을 잃게 된다. 우리가 결국 늙게 된다는 사실은 변하지 않는다 – 폐활량 기능은 저하되고, 소화기관의 운동 속도도 감소하고, 여러 기능을 담당하던 몸속의 샘들은 그 작용을 멈추고, 뇌마저도 위축될 것이다"라고 했다. 그렇다. 우리는 결국 늙을 것이고, 그 지점에 도달해, 어쩔 수 없이 '쓸모없는' 사람이 될 것이다! 쓸모가 없다면, 살아가는 의미는 어디에 있을까?

이때가 되어서야『가장 훌륭한 작별』을 읽은 게 아쉽다. 좀 더 일찍 읽었더라면 아빠를 간호하던 당시에 우리가 느끼기에 아빠가 너무 고집스러워 보이고 이해가 가지 않던 행동들도 그 이유를 이해할 수 있었을 테고, 그러면 아빠를 그렇게 원망하지도 않았을 텐데.

책을 읽고 알게 된 다른 한 가지는, 병원에서는 어디까지나 생명을 유지하는 것을 목적으로 삼는다는 것이다. 그래서 아빠의 심부전이 심할 때 의사는 아빠가 물을 마시는 걸 엄격히 통제했다. 삶의 마지막 순간에, 환자의 가족들은 사실 환자가 고통스럽게 며칠 더 살도록 할지, 아니면 환자의 고통을 덜어줄지 사이에서 선택을 해야 하는 것이다. 이걸 조금만 일찍 알았더라면, 아빠가 혀가 갈라질 정도로 목이 타서 필사적으로 물을 찾을 때 나는 고지식하게 의사의 지시에 따라 아빠에게 물을 안 주지 않았을 것이고, 그 일로 짜증을 내지도 않았을 것이다. "물 줘, 물 좀 줘……." 벌써 1년 반이 지났지만, 물을 찾는 아빠의 가냘픈 목소리는 아직도 종종 내 귓가에 울려 퍼져 내 가슴이 옥죄이는 것만 같다…….

한편으로 나는 지금 이 책을 읽은 걸 다행이라고 생각한다. 적어도 엄마를 돌볼 때는 다른 생각을 가지고 보살필 수 있게 되었기 때문이다. 먹을 것을 챙기고 안전하게 보호하는 게 노인을 보살피는 일의 전부는 아니다. 더 중요한 건 엄마의 일상생활을 보살펴 엄마가 더 나은 삶을 살게 하고, 삶 속에서 가치감을 느끼게 하는 것이다. 그리고 나는 엄마가 아직 우리와 교류를 할 수 있는 동안 엄마에게 제일 중요한 게 뭔지, 엄마의 진정한 소망이 뭔지, 엄마는 죽음을 어떻게 생각하는지, 만약 심장 박동이 멈춘다면 심폐소생술을 하길 원하는지, 기관 삽관이나 인공호흡기 등의 치료를 받길 원하는지, 스스로 식사를 하지 못하게 되면 콧줄로 영양공급을 하길 원하는지 하는 것들을 알아봐야 한다는 걸 알게 되었다. 이런 것들은 내가 지금까지는 전혀 진지하게 생각해 본 적이 없는 문제들이다.

이런 생각을 가지고, 나는 어느 날 엄마와 대화를 하다가 물었다. "엄마, 젊었을 때 일을 정말 열심히 하셨잖아요. 보병총 상자를 옮길 때도, 건장한 남자들도 한 상자를 둘이서 드는데 엄마는 힘도 약한 여자가 혼자서 한 상자를 드셨다면서요. 어떻게 그렇게 필사적으로 일할 수 있었던 거예요?"

엄마는 멍하니 나를 바라보다가 조금 후에 대답했다. "몰라."

"예전에 아빠한테도 똑같은 걸 여쭤봤는데, 아빠는 국가와 인민의 요구를 위해서 그랬다고 하시더라고요. 엄마는 어때요?"
"…… 그건 아니야. 다들 적극적으로 일하니까 나도 뒤처질 수가 없었던 거지. 경쟁심이 강해서 그랬던 거야."
"그럼 엄마는 어릴 때 어떤 사람이 되고 싶었어요?"
"어릴 때 난 군대에서 연극을 하는 문예병文藝兵이 되고 싶었어. 난 일곱 살 때 벌써 경극 「소방우小放牛」를 공연한 적이 있거든."

이 얘기를 할 때 엄마는 눈을 반짝이며 자랑스럽게 말했다.

엄마에게 그런 경험들을 그림으로 그릴 수 있겠냐고 묻자 엄마는 대번에 고개를 끄덕이며 "그래!" 하고 대답하고는, 망설임 없이 펜을 들어 그림을 그렸다. 정말 멋있었다!

그 당시에 네 외할아버지는 내가 공연을 하는 것도
싫어했어. 늘 나한테 "계집애가
방정맞기는!"이라고 야단을 치셨지.

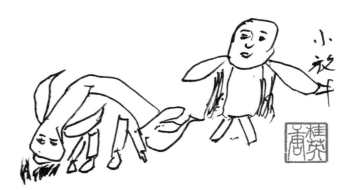

일곱 살 때 네 외할아버지를
도와서 수레를 끌고 시내에
갔다가 문예병 한 무리를 봤어.
다들 여자였는데 거리를
지나가고 있었지. 나는 수레를
그냥 내버려두고 그 사람들 뒤를
쫓아갔어. 난 정말 문예병이
되고 싶었어.

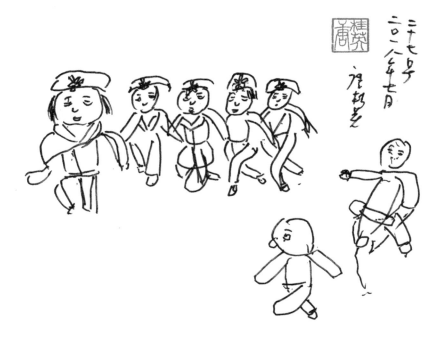

엄마는 나중에 부대에서 일하게 됐지만 문예병이 되고 싶다는 꿈은 이룰 수 없었다. 문예병이 되지는 못했지만, 그게 예술을 사랑하는 엄마의 마음을 막지는 못했다. 나는 어릴 때 엄마가 공연하는 걸 본 적이 있다. 온가족이 만찬을 가질 때마다 엄마는 적극적으로 연극을 공연했다. 엄마는 동생과 함께 「유해감초*
劉海砍樵」 이야기를 공연하는 걸 제일 좋아했다.

엄마는 2019년 설을 내 집에서 보냈다. 갑자기 집에 사람들이 많아져서인지 엄마는 아주 불안하고 초조해 했다. 하지만 동생이 엄마의 손을 잡고 노래를 하며 춤을 추기 시작하자 엄마의 얼굴에는 순식간에 생기가 돌았다. 정말 신기한 광경이었다.

우리는 엄마가 연극을 하기만 하면 생생한 표정을 한다는 걸 발견했다. 엄마는 연극을 정말로 좋아하는 것이다. 이 발견에 아주 흥분한 우리는 온갖 방법을 써서 엄마가 노래를 하고 연극을 하도록 격려했다.

....
* 나무꾼 유해와 신선의 사랑 이야기

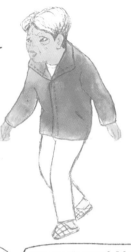

가자, 가자, 가자,
대문가로 가자⋯⋯.

너도 가고, 나도 가자
달을 향해 꽃바구니를 들자
대문까지 꽃바구니를 들고 가자
대문가에서, 세 아가씨가 머리를 빗네
첫째 아가씨는 쪽을 지고
둘째 아가씨는 머리에 꽃을 꽂고
셋째 아가씨는 머리 빗을 줄 올라
사자머리가 되었네.

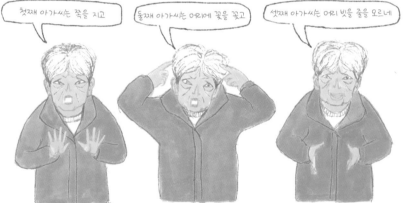

첫째 아가씨는 쪽을 지고

둘째 아가씨는 머리에 꽃을 꽂고

셋째 아가씨는 머리 빗을 줄 오르네

엄마는 오늘 자발적으로 옛날 동요를 불렀다. 두 번을 불렀는데,
마지막 구절은 다른 곡과 헷갈렸다. 그 모습을 언니가 동영상으로
찍어 우리에게 보내 줬다. 동영상은 두 개였는데, 나머지 하나는
「유해감초」였다.

2018年 11月8日 麻浦 于京

182

엄마에게 변화가 생겼다는 언니의 말을 듣고 나는 정말로
기뻤다. 우리는 엄마에게 변화가 생긴 것이 최근에
언니가 엄마가 다른 노인들을 만나게 해서 그렇거나,
아니면 그 동안 언니가 특별히 더 인내심을 가지고 엄마를
대해서 그렇거나, 혹은 둘 다일 거라고 분석했다. 아무튼
이건 좋은 변화였다.

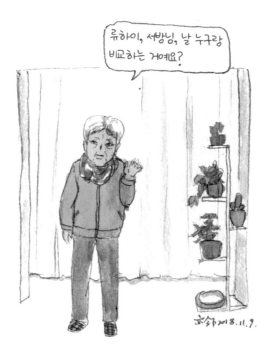

이거 말고도 또 있어. 엄마는 오늘 누가 시킨 게
아니라 자기가 노래를 부르신 거야. 요즘
엄마가 많이 활발해지셨어. 내가 일을 하고
있으면 엄마는 혼자 손가락 놀이를 하거나
아니면 이런 노래들을 부르셔.

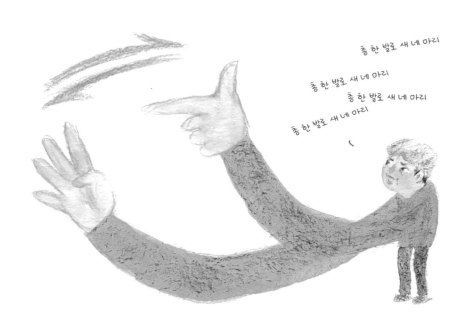

총 한 발로 새 네 마리

총 한 발로 새 네 마리

총 한 발로 새 네 마리

총 한 발로 새 네 마리

'총 한 발로 새 네 마리'는 대뇌를 훈련시키는 손가락
놀이인데, 엄마는 이 놀이를 아주 능숙하게 했다.

京錦 2018. 11. 26.

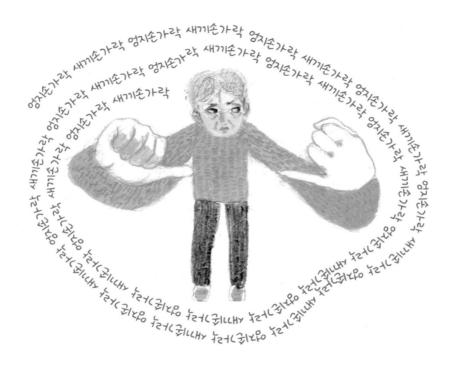

엄마가 '총 한 발로 새 네 마리' 놀이에 질리자 언니는 새로운 손가락
놀이를 엄마에게 가르쳐 주었다. 엄마는 이 놀이에도 곧 익숙해져서
우리 앞에서도 해 보였다.

2018. 11. 27. 元淑.

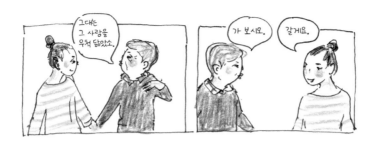

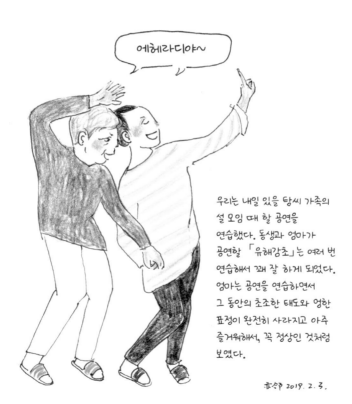

우리는 내일 있을 탕씨 가족의
설 모임 때 할 공연을
연습했다. 동생과 엄마가
공연할 「유해강초」는 여러 번
연습해서 꽤 잘 하게 되었다.
엄마는 공연을 연습하면서
그 동안의 초조한 태도와 멍한
표정이 완전히 사라지고 아주
즐거워해서, 꼭 정상인 것처럼
보였다.

孝承? 2019. 2. 3.

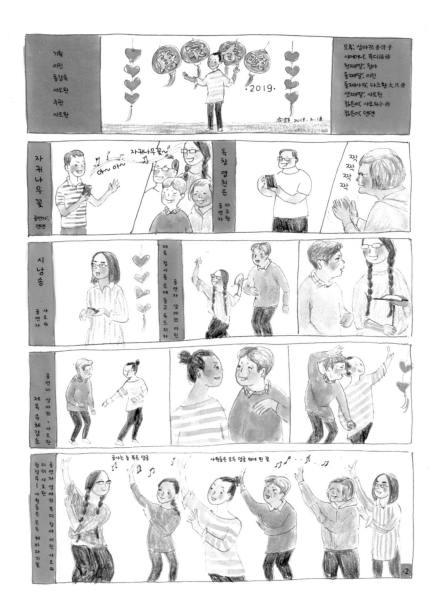

하지만 어떤 일도 엄마의 열정을 오래 지속시키지는 못했다. 노래와 연극도 점점 엄마의 흥을 돋우지 못하게 되었다. 엄마에게 문예병이 되는 것 외에 다른 꿈이 있었냐고 물어보자 엄마가 말했다. "내 다른 꿈은 공부하는 거였지."

나는 이 기회를 틈타 '둘째와 함께 그림을 그려서 책을 만들기'라는 목표를 제시하며 엄마를 꾀었다. 그리고 이 목표가 엄마의 삶에 기대를 가져다주기를 바랐다.

"네 외할아버지는 남존여비사상을 가지고 있어서, 늘 여자애가 뭐 하러 공부를 하냐고 그랬어. 내가 집을 나온 건 그 말에 지기 싫어서였어."

"그럼 엄마는 이겼어요?"

"아니. 공부를 하고 싶었지만 혼자서는 할 수가 없었어."

"엄마, 그럼 저랑 같이 그림을 그려서 책을 내면, 그래도 진 것 같은 기분이 들까요?"

"그러면 진 것 같지 않겠지."

엄마는 안면에 미소를 띠고, 희망에 차서 말했다.

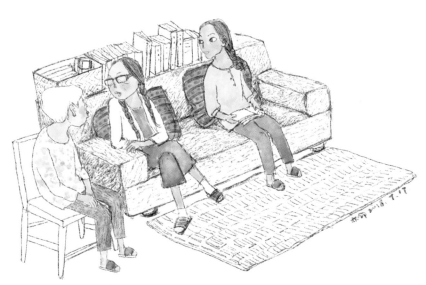

엄마는 당장 그림을 그리기 시작했지만,
선을 채 몇 번 긋지도 않고 공책을 밀어 놓고 펜을 던지더니 말했다. "다 그렸어."

공부를 하지 못한 건 확실히 엄마 마음속에 아쉬움으로 남았다. 그래서 엄마는 어릴 때 얘기를 할 때마다 외할아버지에 대한 원망을 드러냈다. 하지만 원망이란 건 좋은 감정은 아니었다. 이런 원망은 엄마가 외할아버지에게 효도를 하는 데도, 그리고 외할아버지를 사랑하는 데도 방해가 되진 않았지만, 엄마 본인에게 상처가 되었다.

사실 외할아버지는 남존여비사상을 가지고 있던 게 아니었다. 나중에 외삼촌들이 공부를 하려고 했을 때도 외할아버지는 못하게 했다. 엄마는 사실 이런 걸 다 알고 있었지만, 어릴 때 생긴 마음의 응어리는 정말로 풀기 힘들었다.

한번은 엄마가 외가에 내려가서 설을 보내는데, 엄마의 올케언니(사촌오빠의 아내)가 말했다. "작은아버님을 너무 원망하지 마요. 아가씨가 어렸을 땐 작은아버님이 엄하게 했지만, 지금은 시시細細(내 아명)를 그렇게 귀여워해 주시잖아요!"

외할아버지는 나를 특히 아꼈다. 나는 나와 외할아버지의 모습을 그림으로 그려 보여주면서 엄마에게, 외할아버지가 나를 아껴 주셨으니 그걸로 외할아버지에 대한 원망을 상쇄할 수 있겠느냐고 물었다. 엄마는 고개를 끄덕였다. 엄마 얼굴 위로 옅은 미소가 스쳐 지나갔다.

"외할아버지, 내 옥구멍이 고기 먹고 싶대요!"
"응? 네가 아니라 네 옥구멍이 고기가 먹고 싶은
거였냐? 그래, 나랑 같이 고기 사러 가자."

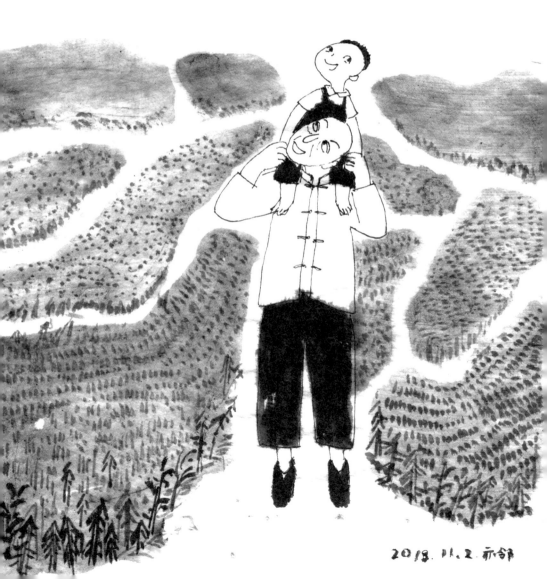

엄마가 사는 재미를 되찾도록 돕다

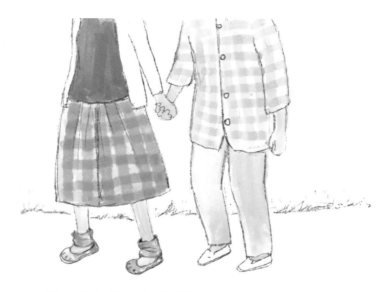

"엄마, 엄마는 죽는 게 무서우세요?"

"아니, 안 무서워. 나중에 나한테 무슨 일이 생기면, 너희는 그런 거…….
뭘 꽂고 그러지 마라. 그냥 순리에 따르면 돼."

"그럼 엄마는 몇 살까지 살고 싶으세요? 아빠는 120살이랬는데,
엄마는요?"

"난 순리대로 살고 싶어. 80살까지만 살면 충분해."

"응? 목표가 너무 낮아요. 최소한 90살까진 사셔야죠. 다시 정해 보세요.
그러면 엄마가 그 목표를 달성하도록 우리가 도우면 되죠."

"…… 그럼 90살."

"좋아요. 그럼 일단 90살로 정해 놓고, 우리 같이 노력해요!"

"그래."

나는 엄마와 죽음이라는 화제로 이렇게 쉽게 대화를 할 수 있을 줄은 몰랐다. 엄마는 내가 질문을 하기도 전에 하고 싶은 말을 쏟아냈다. 원래 나는 장수해야 한다는 말로 엄마가 좀 더 삶에 적극적이 되도록 격려할 생각이었는데, 이상하게도 엄마는 수명에 대한 기대치가 너무 낮았다. 정말로 그렇게 생각하는 걸까? 엄마는 좀 혼란스러워 보이긴 했지만, 그래도 꽤 조리가 분명하게 말을 했다.

엄마의 속마음을 좀 더 잘 이해하고 싶었던 나는 이 기회를 틈타 엄마와 이야기를 나눴다.

"엄마, 지금 제일 무서운 게 뭐예요?"
"지금은 아무것도 무서운 게 없는 것 같다."
"우리가 다 없어지면 무서울 것 같아요?"
"그런 일은 있을 수가 없지."
"그럼, 만약에 걷지 못하게 되면 무서울 것 같아요?"
엄마는 이 문제에 대해 생각해 본 적이 없는 게 분명했다.
엄마는 잠시 망설이더니 말했다. "응."
"눈이 안 보이거나, 귀가 안 들리면……."
"무섭겠지."
"괜찮아요. 엄마한텐 딸이 셋이나 있잖아요!"

나는 엄마의 손을 토닥여 주며 안심시켰다.

어떻게 해야 엄마를 안심시키고 즐겁게 하고, 우리가 엄마를 필요로 한다고 느끼게 할 수 있을까? 엄마는 매일 그림을 그리겠다고 하긴 했지만, 하루에 그림을 그리는 시간은 아주 짧았다. 보통은 5분 정도만 그려도 꽤 오래 그린 편이었다.

나는 엄마가 예전에 뜨개질하는 걸 아주 좋아했던 게 기억났다. 이 취미를 되살려 엄마에게 할 일이 생기게 하고, 뜨개질을 하면서 손가락 운동을 해서 뇌를 단련할 수 있게 되길 바랐다.

"엄마, 우리한테 남겨 줄 물건이 없지 않아요?"
"응."
"그럼 우리 셋한테 목도리를 하나씩 떠 줘서 가보로 삼게 해 주면 어때요?"
"좋지."

엄마는 날마다 아주 열심히 뜨개질을 했다. 이렇게 되자 나는 오히려 엄마가 너무 오랫동안 앉아 있다가 경추에 문제가 생기는 게 아닌가 걱정하게 되었다. 예전에 엄마는 목 디스크가 심각해서 날마다 통증이 참기 힘들 정도로 심했는데, 최근에는 갑자기 아프지 않게 되었다. 나는 엄마가 오랫동안 고개를 숙이고 뜨개질을 하다가 목 디스크가 재발하는 건 아닐까 걱정이 됐다. 그렇게 되면 득보다 실이 더 클 테니까. 그래서 우리는 엄마가 뜨개질하는 시간이 길어지면 일어나서 좀 움직이라고 권했다.

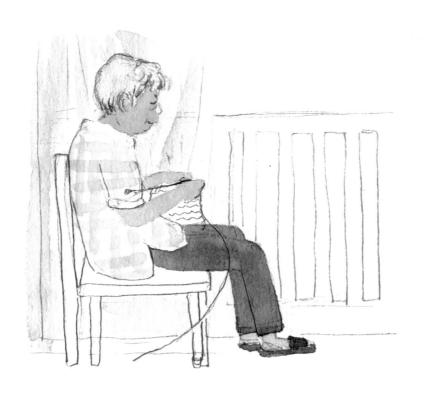

엄마는 그림그리기보다 뜨개질에 더 큰 흥미를 보였다. 그도
그럴 것이, 엄마는 예전에 스웨터를 잘 뜨는 걸로 유명했기
때문이다. 그런데다가 내가 가보로 삼을 수 있도록 우리에게
목도리를 하나씩 떠 달라고 하자 엄마는 더 열심히 뜨개질을
했다.

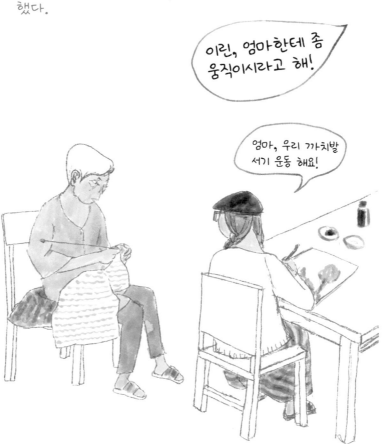

이린, 엄마한테 좀
움직이시라고 해!

엄마, 우리 까치발
서기 운동 해요!

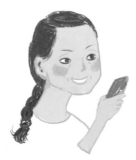

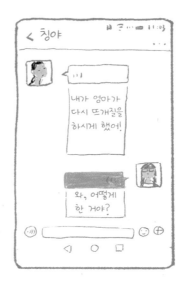

내가 엄마가
다시 뜨개질을
하시게 했어!

와, 어떻게
한 거야?

엄마에게 손가락 운동을 시키기
위해 나는 엄마에게 우리가
가보로 삼을 목도리를 떠 달라고
했다. 그런데 설이 지나고 나자
엄마는 갑자기 뜨개질을 하지
않으려 했다.

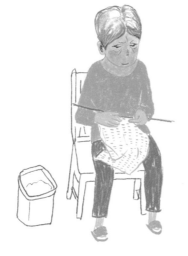

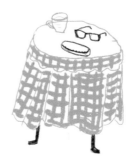

2019년 설에 엄마가 우리 집에서 설을 보내던 당시에, 엄마가 뜨개질을 하는 시간은 5분을 넘지 못했다. 하지만 엄마에게 손가락 운동을 더 많이 시키기 위해 언니는 온갖 방법을 강구해 엄마에게 뜨개질을 하도록 권했다.

나는 여전히 엄마가 그림그리기를 포기하지 않고, 우리 가족의 옛날 일들을 그림으로 그리길 바랐다. 그림이라는 예술에 추억이 더해진다면 그 힘으로 기적을 일으킬 수 있을 거라고 믿었기 때문에, 나는 그래도 다시 시도해 보고 싶었다.

"엄마, 엄마는 젊을 때 남을 돕는 걸 좋아하셨잖아요."

"그렇지."

"지금도 다른 사람들을 도와주고 싶으세요?"

"도와주고 싶어!"

"그림을 그리면 엄마 자신도 돕고 남도 도울 수 있다면,

그림을 그려 보실래요?"

"그래!"

"엄마의 영향을 받아서 그림을 그리기 시작하는 노인들도 생길지 몰라요."

"응."

"그러면 엄마가 그 노인들한테 즐거움을 줄 수 있을 거예요.
그러면 기분이 좋겠죠?"

"응!"

"그럼 우리 하루에 그림을 한 장씩만 그려 봐요."

"좋아!"

엄마는 눈을 빛내며, 또렷한 목소리로 시원스럽게 대답했다. 엄마의 목소리
엔 약간의 흥분, 그리고 마치 선서를 하는 듯한 기색이 담겨 있었다.

어떤 노인들은 자기가 쓸모없다는 생각 때문에 낙담하기도 한다. 그들에게
타인을 돕는 일을 통해 가치감을 느끼게 한다면 사는 재미를 되찾을 수 있을 것
이다. 내 생각대로, 그 후로 두 달 동안 엄마는 상태가 상당히 양호했고, 매일 꾸
준히 그림을 그렸다.

엄마는 확실히 예전에 비해 머리를 쓰지 않으려 했다. 나는 엄마가 기억 속의
일들을 소재로 그림을 그리기보다는 다른 그림을 따라 그리기를 좋아한다는 걸
발견했다. 그래도 엄마가 따라 그리는 것들은 엄마의 기억과 어느 정도 관련이 있
는 그림들이었다. 엄마가 완성한 그림을 보면 원래의 그림과는 완전히 다른 모습
이 되었지만, 그래도 보기 좋았다.

엄마가 그림을 그리기 싫어할 때면 나는 엄마에게 종이 오려붙이기를 하라고 권했다. 엄마는 예전에 종이 공예를 좋아했는데, 병에 걸린 후로는 너무 정교한 작업은 잘 할 수 없게 되었다. 그래서 나는 엄마에게 우선 종이를 여러 가지 모양과 크기로 마음대로 자르게 한 후에, 그 조각들을 자유롭게 이어 붙여 그림을 만들게 했다. 엄마는 이 종이 조각들로 동물과 사람과 풍경을 만들었다. 이 그림은 엄마가 종이를 오려 붙여 만든 귀여운 사람들이다.

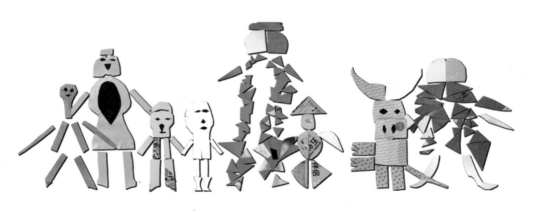

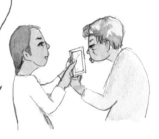

엄마, 이린이 엄마가 종이 오려붙인 그림을 이렇게 예쁘게 만들었어요!

나는 컴퓨터로 엄마가 종이를 오려붙여 만든 그림에 바탕색을 입히고, 그림 여러 개를 한 한 장으로 모아 사진처럼 만들었다.

엄마 기준이 참 높네요!

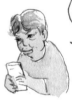

응, 괜찮네!

엄마는 말을 마치기도 전에 책상 앞으로 가서 또 가위를 들고 종이를 자르기 시작했다.

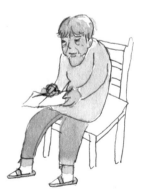

여전히 자신만만

요즘엔 매일 즐거워.
난 참 행복해.

엄마는 매일 아침저녁으로
산책을 나갔고, 집에
돌아오면 책을 열심히
읽었다. 오늘은 초예술적인
종이 오려붙이기 그림 두
장을 만들었다. 요즘
엄마는 운동을 즐겨 하지만
그림은 그리지 않는다.
아마도 뭘 그려야 할지
오르는 것 같다.

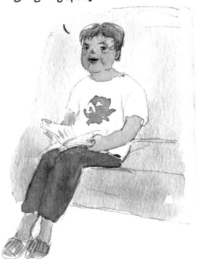

赤帥 2018. 8. 31

엄마는 그림을 그리기 싫을 때면 꾀를 써서 게으름을 부리기도 했다. 언니가 말했다. "네가 보기에 엄마가 정신이 흐려진 것 같아? 게으름 피울 방법을 얼마나 잘 생각해내는지 몰라. 나도 정말 의심스러워. 지금 엄마 뇌 상태는 진짜 신기해. 엄마가 멍청해졌다고 하기엔, 어떤 일들에 대해서는 전혀 그렇지가 않아. 그렇다고 멍청해지지 않았다고 하기엔, 정상인이라면 절대로 안 할 일을 한단 말이지. 엄마가 말없이 멍하게 있는 걸 보고 우리는 엄마가 아무것도 모른다고 생각하지만, 정말로 아무것도 모를까?"

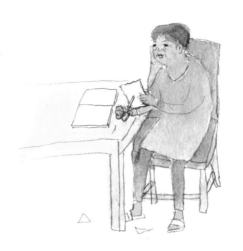

언니는 옛날 사진을 한
장 찾아서 엄마에게
따라 그려 보라고
했다. 엄마는 아무 말
없이 나와 언니
두 사람을 사진에서
잘라내 스케치북에
그대로 붙였다. 내가
게으름을 피우는 건
엄마한테서 유전된 게
틀림없다.

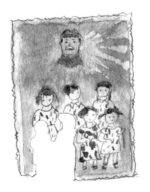

2013. 9. 1.

모든 건 변하기 마련이라지만, 엄마의 변화는 특히나 더 빨랐다. 며칠 전에는 열중해 있었던 일도 며칠 후엔 흥미가 완전히 사라져 버렸다.

엄마는 또다시 그림에 대한 흥미를 잃어버렸다. 우리가 무슨 수를 써서 격려해도 아무 소용이 없었다. 엄마가 그림 한 장을 그리게 하기 위해 언니는 온 힘을 다 쏟았지만, 엄마는 선 몇 번 긋고 끝이었다. 내가 머리를 쥐어짜 만들어낸 장수하기 위해서라느니, 남을 돕기 위해서라느니 하는, 엄마가 그림을 그리는 원동력이 될 만한 이유들도 이제는 더 이상 소용이 없었다.

나는 엄마에게 말했다. "우리가 같이 옛날 일들을 그림으로 그리면 우리 탕씨 집안 후손들한테 기억을 남겨줄 수 있어요. 샤오위랑 뎬뎬도, 그리고 나중에 그 애들의 자손들도 할머니 할아버지 얘기를 알 수 있을 거고, 그걸 대대로 물려줄 수 있을 거예요. 어때요, 엄마?"

"좋아!"

하지만 어떤 방법을 쓰든 간에 그 효과는 아주 짧았다. 나는 너무나 무력하고 초조한 기분이었다. 어릴 때 엄마 아빠도 내 성적표를 볼 때, 그리고 내가 말썽 부리는 걸 볼 때 이런 기분이었을까?

"엄마, 내가 보기에 엄마는 이런 일들을 억지로 완성해야 하는 임무라고
생각하는 것 같아요. 잘 하든 못 하든 완성하기만 하면 되는 일처럼요."
"그래, 임무를 완성하는 거야."(감정이 섞인 듯한 목소리였다)

"이런 일들을 할 때 즐겁지는 않았어요?"

"안 즐거워."

"그럼 어떤 일을 해야 즐거울 것 같은데요?"

"나도 몰라."

노인의 신체 기능이 쇠퇴하고 능력을 잃게 되면, 자식인 우리는 그들을 어떻게 도와야 할까? 자기 생활과의 균형은 어떻게 찾아야 할까? 그리고, 어떻게 노인들의 마음속으로 들어가 그들의 진정한 요구를 이해해야 할까? 나는 예전에는 이렇게 많은 문제들에 대해 생각해 본 적이 없었다. 어쩌면 있었을지도 모르지만, 잠깐 스쳐 지나가듯 생각했을 뿐이다.

"일에 대해서는 적극적이고 진보적인 태도로 대하고, 요구와 기준을 높게 잡아라. 삶에 대한 요구는 너무 높지 않게 하라." 나도 어릴 때부터 이렇게 배워 왔다. 그 때 나는 정말 이상하다고 생각했다. 우리는 일하기 위해 사는 건가? 일을 하는 것도 더 좋은 삶을 위한 게 아닌가?

아빠는 당과 국가에서 필요로 하기에 일하는 거라고 했다. 이건 엄마 아빠 세대 사람들이 제창했던 가치관이다. 그러면 은퇴한다는 건 필요 없어졌다는 뜻이 아닌가? 그러니 엄마가 은퇴한 후에 계속 침울해 하면서 "집에서 죽을 날만 기다리는 거나 마찬가지야!"라고 했던 것도 이상할 게 없다. 엄마는 그 때 겨우 53살이었다. 거의 모든 사람들은 은퇴 후에 삶의 중심이 가정이 되어, 자식들을 도와 손자 손녀를 돌본다. 하지만 손자 손녀들이 자라고 나면 그들은 또다시 아무도 그들을 필요로 하지 않는 상황을 마주하게 된다. 그들은 누군가 자신들을 필요로 하기에 존재 가치를 얻었기 때문에, 아무도 필요로 하지 않으면 목표를 잃고 만다. 이들은 마치 다들 평생 남을 위해 사는 것만 같다. 아빠는 은퇴한 후에 뚜렷한 목표가 있었다. 그건 바로 "건강관리를 잘 해서 조금 더 오래 살면서 세계를 둘러보는 것"이었다. 하지만 엄마는 세계를 둘러보는 데 큰 관심이 없고, 그저 아빠와 함께 있기만 하면 만족했다. 안타깝게도 아빠는 건강이 갈수록 나빠져서, 통증 때문에 세계를 둘러보는 일에 대한 흥미도 잃어버렸다. 아빠라는 정신적 지주를 잃어버린 후로 엄마의 마음속 세상도 황폐해져 버렸다.

제5장

엄마가 치매에 걸렸다

제멋대로인 늙은 아이

　나는 일 때문에 종종 교외 민박에서 묵는다. 그곳에서 묵을 때마다 산바람을 쐬고, 풀벌레 소리와 새소리를 듣고, 토끼와 다람쥐가 뛰어다니고 산새가 날아다니는 걸 보고, 산촌의 소박한 음식을 먹고 좋은 방에 묵으면서 큰 만족감을 느꼈다. 나는 그럴 때마다 온가족이 같이 이곳에 오면 정말 좋겠다고 생각했는데, 이번에 드디어 이 소망을 이루게 되었다.

　우리 세 자매와 엄마, 그리고 여름방학을 보내러 베이징에 온 아들 뎬뎬까지 다섯 명이 숙소 한 곳을 잡았다. 하지만 하늘이 도와주지 않아서, 막 출발하려는데 베이징에 폭우가 쏟아졌다. 동생은 폭우 속에 운전할 엄두를 내지 못했다. 그래서 어쩔 수 없이 단체 여행을 취소하고 나와 뎬뎬 둘이서만 출발했다. 숙소까지 가는 동안 나는 계속 아쉬운 마음이 들었다. 이런 기회가 앞으로는 아마도 다시 오지 않을 거라는 걸 알았기 때문이다. 하늘이 내 효심을 갸륵히 여겼는지 다행히 오후엔 비가 그쳐서, 동생과 상의한 끝에 동생이 엄마와 언니를 데리고 다음날 아침 일찍 출발해 이리로 오기로 했다.

　다음날, 엄마는 일어나자마자 이른 아침부터 베란다에 나가서 비가 그쳤는지 살펴봤다. 엄마는 이리로 오고 싶은 마음이 간절해 보였다. 동생 일행이 도착했을 때는 이미 오후 1시가 지난 시간이었다.

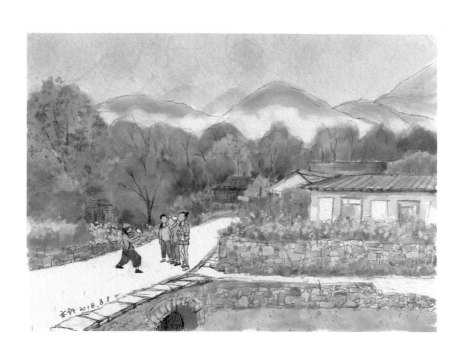

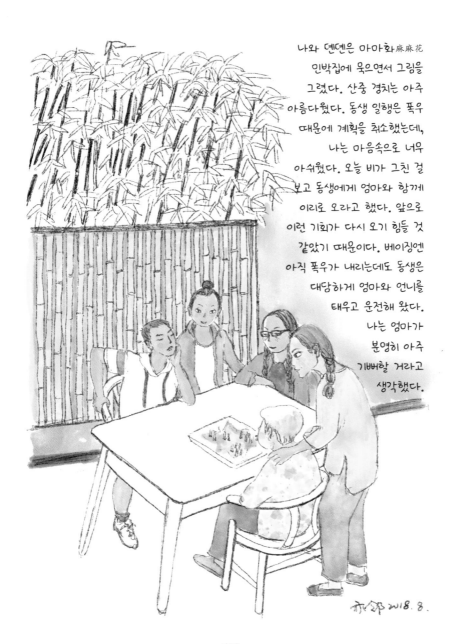

나와 덴덴은 마마화麻麻花 인박집에 묵으면서 그림을 그렸다. 산중 경치는 아주 아름다웠다. 동생 일행은 폭우 때문에 계획을 취소했는데, 나는 마음속으로 너무 아쉬웠다. 오늘 비가 그친 걸 보고 동생에게 엄마와 함께 이리로 오라고 했다. 앞으로 이런 기회가 다시 오기 힘들 것 같았기 때문이다. 베이징엔 아직 폭우가 내리는데도 동생은 대담하게 엄마와 언니를 태우고 운전해 왔다. 나는 엄마가 분명히 아주 기뻐할 거라고 생각했다.

赤邪 2018. 8.

212

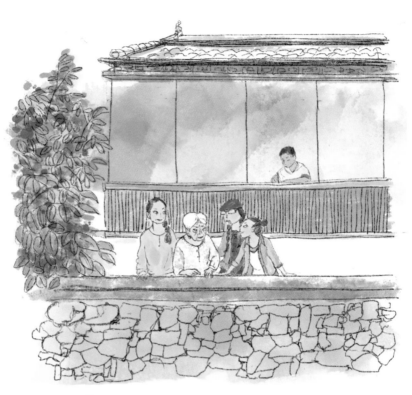

엄마는 서둘러 오고 싶어 했지만, 얼마 지나지 않아 또 서둘러 돌아가고
싶어 했다.

나: "엄마, 여기 좋아요?"

엄마: "좋네."

나: "재미있어요?"

엄마: "재미있어."

나: "한참 동안 힘들게 운전해서 여기까지 왔으니까, 그렇게 급히
돌아가지 않아도 되잖아요?"

엄마: "그래…… 우리 이제 집에 가자!"

蔡晧辰 2018. 8. 8

213

점심을 먹은 후에 엄마는 좀 불안해하면서 쉬어야겠다고 했다. 그러다가 또 쭈뼛거리며 우리에게 다같이 낮잠을 자자고 했다. 언니 한 사람만 같이 자는 것도 안 된다는 거였다. 나는 정말 이상하다는 생각이 들었다. 아무리 사람이 늙을수록 아이가 된다고는 하지만, 그렇다고 진짜 어린아이는 아니지 않은가. 엄마는 원래 가난한 집안 출신에 형제 중에선 맏이인데, 왜 이렇게 응석을 부리는 걸까?

"이게 다 아빠가 너무 과보호를 해서 그래!" 마음속으로 또 이런 생각이 고개를 들었다.

나는 꾹 참고 언니와 동생과 함께 엄마를 데리고 잠깐 산책을 했다. 언니도 참지 못하고 엄마에게 말했다. "엄마, 여기 오기 전에는 그렇게 빨리 가자고 재촉하셨잖아요. 그래서 비가 그렇게 쏟아지는데도 여기까지 모시고 왔는데, 온 지 얼마 되지도 않았는데 왜 또 자꾸 돌아가자고 하세요. 동생들은 둘 다 자기 일이 있는데, 얘들이 엄마랑 늘 같이 있어 주지 못한다고 그렇게 고집을 부리시면 안 되죠. 저는 계속 엄마 옆에 같이 있잖아요. 자꾸 이러시면 어떡해요?" 나도 언니 말에 이어서 말했다. "그래요, 엄마. 우리가 어릴 때 엄마 아빠가 출근하시면 우리도 각자 알아서 공부하고 있어야 했잖아요. 예전에 동생이 엄마만 쫓아다닐 때 그러지 말라고 혼내시고선, 나이가 드니까 왜 이렇게 변하셨어요?" "늙을수록 애가 되는 거지 뭐!" 대답하는 말은 오히려 거침없었다.

엄마의 이런 모습을 보고 우리는 가끔은 엄마의 문제가 아주 심각하다고 느꼈고, 또 가끔은 좀 의심스럽기도 했다. 엄마는 어떨 때는 정확히 요점에 맞는 대답을 했고, 또 어떨 때는 꼭 우리가 무슨 말을 하는지 모르는 것 같았다. 엄마의 의식은 전부 자기의 요구에 쏠려 있는 것 같았다. 우리가 무슨 말을 하든 좋다고 해 놓고, 1초만 지나면 다시 자기의 요구를 들이미는 것이다.

엄마는 이런 일들도 잊어버렸다

하루는 엄마와 함께 우리 가족의 일화 중 대표적인 몇 가지 것들을 이야기했다.

하나는 내가 어릴 때 아빠의 상사에게 "용감하다는 건 뻔뻔하다는 뜻이에요"라고 말한 일이었다. 이 일은 내가 어릴 때 있었던 제일 우스운 일이라, 엄마 아빠는 이 얘기만 나오면 참지 못하고 웃음을 터뜨렸다. 이 일은 엄마가 생각하는 나의 가장 귀여운 일화이기도 했다. 하지만 엄마는 이 일을 잊어버렸다. 다른 하나는 나와 언니의 거짓말을 엄마가 한눈에 간파한 일이었다. 예전에 엄마 아빠는 종종 이 일화를 얘기하면서 웃었고, 엄마는 매번 말끝에 "애도 참, 거짓말도 할 줄 몰라서 그런 걸 이유로 들었대!" 라고 말했다. 엄마는 이 일도 기억하지 못했다! 또 한 가지 일은 아빠가 외할머니를 처음 만났을 때의 일이다. 엄마는 이 일을 우리에게 수도 없이 이야기해 줬다. 그 일 이후에 아빠가 엄마에게 청혼을 했기 때문에, 엄마는 이 일화를 얘기할 때마다 항상 행복해 했다. 그런데 엄마는 이 일조차 잊어버린 것이다! 엄마는 언제나처럼 멍한 눈으로 나를 보며 "기억 안 나"라고 말했다. 나는 너무 당황스러웠다.

나는 이 세 가지 일화를 그림으로 그려 엄마에게 보여주면서 이야기해 줬다. 그러자 엄마는 다시 기억이 났다고 말했지만, 엄마의 멍한 얼굴을 보니 정말로 기억이 난 건지 아닌지 판단할 수가 없었다.

아빠의 상사가 집으로 아빠를 찾아왔다. 나는 한쪽에서
그 사람을 한참 동안 쳐다보다가 갑자기 말했다.
"해방군 삼촌은 정말 용감하네요!" 내 말을 들은 상사는
함박웃음을 지으며 곧장 나를 안아들었다. 하지만 나는
뒤이어 말했다. "용감하다는 건 뻔뻔하다는 뜻이에요."
그 상사는 곧바로 아주 난처해졌다.

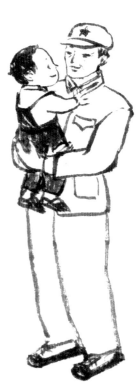

"해방군
삼촌은 정말
용감하네요!
용감하다는 건
뻔뻔하다는
뜻이에요."

이 말은 내가 어릴 때
한 명언이었다.
부모님은 해마다 이
얘기를 꺼내며 웃었다.
하지만 엄마는 이 일을
잊어버렸다.

나와 언니는 완벽한 거짓말을 했다고 생각했지만
순식간에 간파당했다. 나는 오랫동안 그 이유를 생각해
봤지만 알 수가 없었다. 어른들은 정말 대단하다고
나는 생각했다.

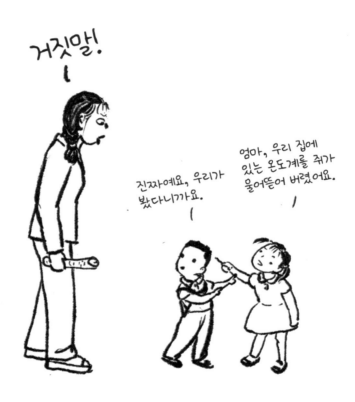

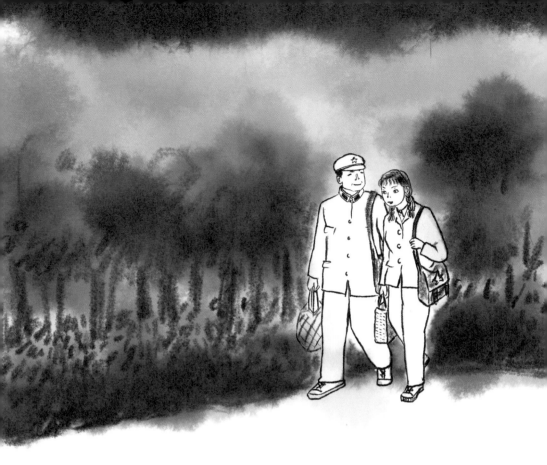

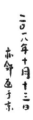

아빠가 엄마를 집까지 데려다 줬다.
아빠는 그날 밤에 부대로 돌아갈 생각이었지만
차가 끊겨 다음날에야 돌아갈 수 있었다.
엄마가 남들의 오해를 살까 봐 걱정하자 아빠가 말했다.
"그럼 우리 그냥 결혼하면 되잖아요.
남들이 쓸데없는 소리 못 하게……."
엄마의 대답이 걸작이었다.
"그럼 그러죠 뭐!"
마치 욱해서 한 말 같지만,
사실 마음속으로는 아주 기뻤다고 한다.

우리는 엄마를 다시 병원에 데려가기로 결정하고, 베이징대학 제3병원北醫三院 신경내과의 전문가 진료를 예약했다. 우리는 원래 엄마의 뇌위축증이 얼마나 발전했는지를 알아보려는 생각이었지만, 뜻밖에 엄마는 중중도中重度의 노인성 치매라는 진단을 받았다. 엄마의 병은 알츠하이머병(AD)과 혈관성 치매의 혼합형에 속했다.

요 1~2년 사이에 나는 중년의 몇몇 사람들과 종종 치매에 대해 이야기를 나눴다. 대부분의 사람들은 나이가 든다고 모든 사람이 치매에 걸리는 건 아니라고 하면서 자기는 치매에 걸리지 않을 거라고 자신 있게 말했고, 그 중 몇몇은 자기 부모님도 절대로 치매에 걸릴 리가 없다고 생각했다. 중중도의 알츠하이머병이라는 진단을 받은 우리 엄마만 해도 자기가 치매에 걸릴 리 없다고 굳게 믿고 있었다. 나는 이런 수수께끼 같은 자신감은 도대체 어디서 오는 것인지 알 수가 없었다.

우리는 베이징대학교 제3병원 신경내과 샤오肖 선생님의
전문가 진료를 예약했다. 엄마는 중중도의 노인성
치매라는 진단을 받았는데, 알츠하이머병과 혈관성
치매의 혼합형에 속한다고 한다.

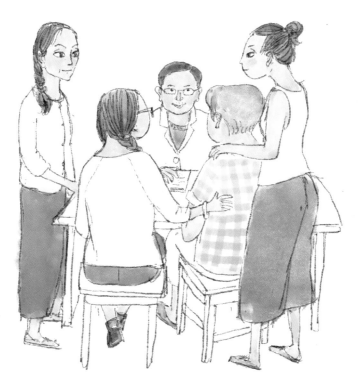

엄마의 신경심리평가를 맡은 사람은 어느 뚱뚱한 간호사였다. 엄마는 그녀의 외모와 몸매와 말하는 방식까지 전부 불쾌해 했다.

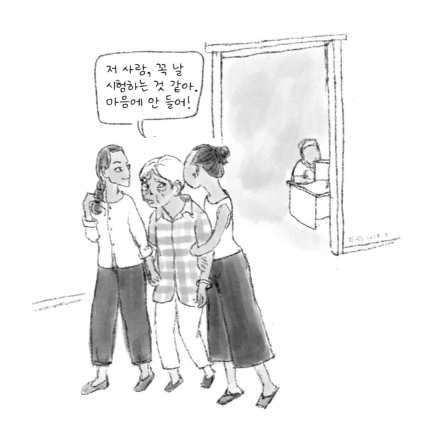

"너희는 내가 노인성 치매에
걸릴 것 같니?"
"……"

"그럴 리가 없어!"
"그걸 어떻게 아세요?"
"난 치매에 안 걸릴
거라니까!"

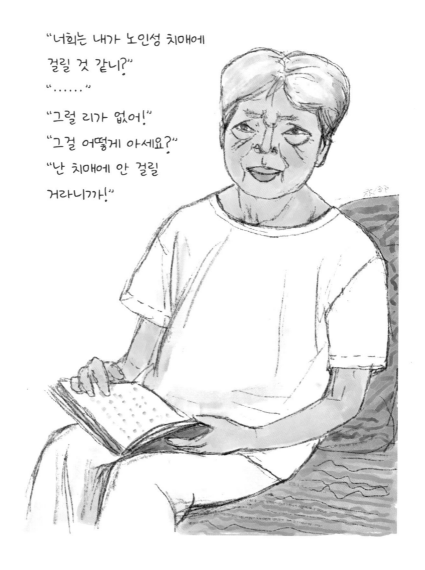

기억을 잃기만 한 게 아니라, 성격도 딴판이 되었다

이제 엄마는 자기 주위의 위험한 것들에 대해 제대로 판단하지 못하고, 자기 능력에 대해서도 정확히 평가하지 못하게 되었다. 종종 아주 위험한 행동을 아주 자신 있게 해서, 언니는 그런 엄마를 보며 깜짝깜짝 놀라고 마음을 졸였다.

엄마의 이런 '자기 능력을 제대로 모르는' 행동에 대해 우리는 그동안 그냥 우스운 일로만 여겼다. 이게 병의 증상일 거라고는 생각지도 못했다.

언니는 마치 어린아이를 대하는 것처럼 엄마에게 이치를 알려주고, 잘못하면 가벼운 벌을 주는 방법을 쓰면서 엄마가 더 이상 위험한 일을 하지 않기를 바랐다. 엄마를 완전히 어린아이 대하듯이 대하는 것에 대해 나는 아무래도 좀 이상하고 어색한 기분이 들었지만, 그 외에 다른 방법이 없는 것 같았다.

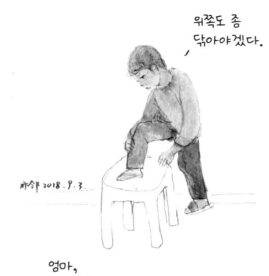

위쪽도 좀
닦아야겠다.

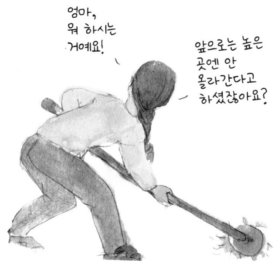

엉마,
뭐 하시는
거예요!

앞으로는 높은
곳엔 안
올라간다고
하셨잖아요?

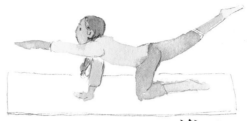

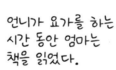

하늘은 땅에 대응하고,
비는 바람에
대응하고⋯⋯.

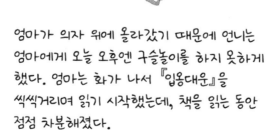

언니가 요가를 하는
시간 동안 엄마는
책을 읽었다.

엄마가 의자 위에 올라갔기 때문에 언니는
엄마에게 오늘 오후엔 구슬놀이를 하지 못하게
했다. 엄마는 화가 나서 『입옹대운』을
씩씩거리며 읽기 시작했는데, 책을 읽는 동안
점점 차분해졌다.

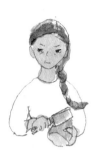

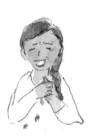

다음엔 호박 껍질
벗길 땐 내가 할게.

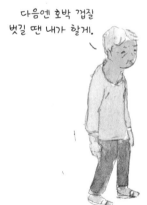

오~ 엄마, 엄청
자신 있으시네요.

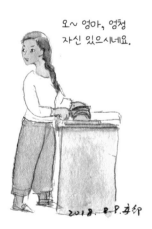

2018. 8. 9. 효상

오늘 낮잠 시간에 엄마가 또 창문을 타고 올라가서
커튼을 잡아당기다가 넘어지셨어. 다행히 별로 다치진
않으셨어. 앞으로 다시는 안 그러시겠다고는 하는데.
그리고 성격이 급해져서, 샤워를 할 때 물이 데워지기도
전에 씻었다가 추워서 덜덜 떠신다니까…….

(아무래도 엄마의 병세는 낙관할 수 없을 것 같다)

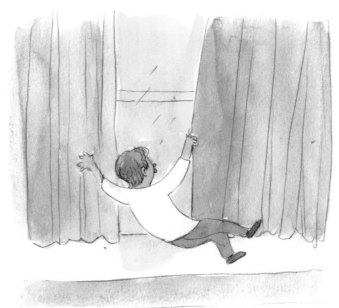

2018. 10. 7. 赤鴿

엄마는 원래부터 소식을 했다. 식사하는 걸 귀찮아하기도 해서, 가끔은 엄마에게 식사를 권하는 게 약을 먹으라고 하는 것보다 더 어려울 때도 있었다.

엄마는 만성 과립구성 백혈병을 앓고 있어서, 음식을 든든히 먹어서 영양 보충을 해야 했다. 언니는 매일 고기와 채소를 잘 조합해 엄마의 식단을 구성하고, 식사 사이에는 간식을 준비했다. 엄마는 언제나 정해진 만큼만 식사를 하고 더 많이 먹지 않았다. 어떻게 하면 엄마가 식사를 좀 더 많이 하게 할 수 있을지 언니가 지혜를 짜내고 있는 와중에, 엄마는 갑자기 먹는 양이 엄청나게 늘어나 전혀 통제하지 못하고 음식을 먹게 되었고, 그뿐만 아니라 간식을 몰래 먹기까지 했다.

식사 습관이 갑자기 바뀌는 것도 치매 증상 가운데 하나다. 이 일로 우리 자매의 걱정은 더 깊어졌다.

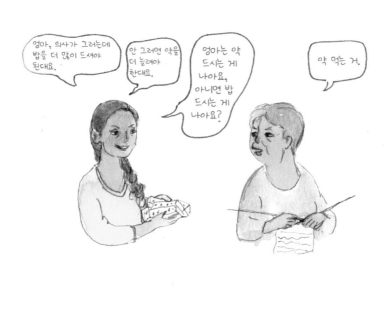

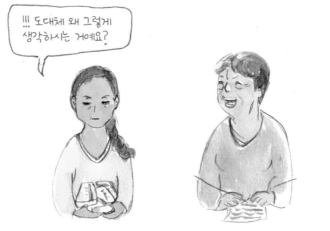

2018. 10. 7 前略

229

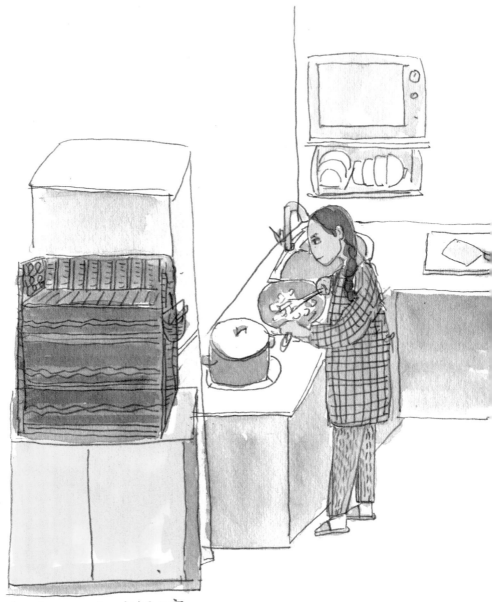

2018、10、19、亦邻于京

엄마는 요즘 사치마沙琪瑪 과자를 아주 좋아하는데, 전혀 절제하지 않고
마구 먹었다. 가끔은 밥을 다 먹자마자 또 간식 상자를 열기도 했다.
언니가 잠깐 장을 보러 가거나 아니면 주방에서 일하느라 바빠서 오르고
있다가 돌아보면 그 사이에 큰 과자를 두 개나 먹어치운 후였다.

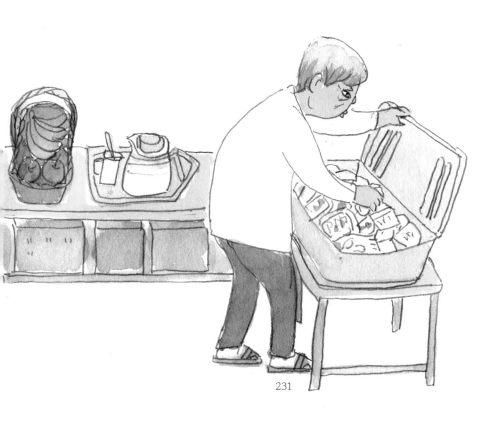

엄마, 우선 밤 좀
드세요.

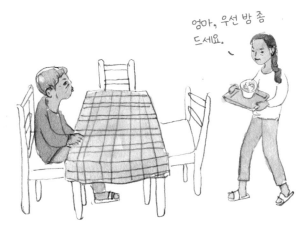

언니는 매일
종류를 바꿔 가여
엄마의 간식을
준비했다. 오늘은
밤을 삶아서
간식으로 삼았다.

언니가 바쁘게 다른 일을 하다가
고개를 돌려 보니, 엄마는 그 사이 소리
없이 밤 한 그릇을 전부 비웠다.

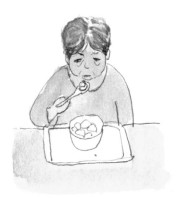

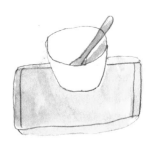

2018. 10. 8. 亦舒.

빨리 먹고 싶어 안절부절 →

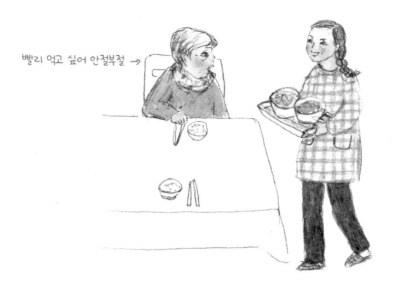

엄마는 원래 고기를 별로 좋아하지 않았지만,
최근에 갑자기 입맛도 변하고 식사량도 늘었다.

자료를 찾아보니 식사
습관이 갑자기 변하는
것도 병의 증상 중
하나라고 한다. 나는
걱정이 돼서 언니에게
엄마를 잘 지켜보고,
식사량을 조절해 달라고
부탁했다. 언니는 차마
그러기가 힘들다고
했다.

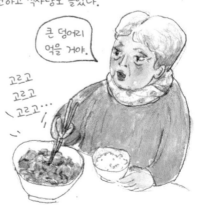

큰 덩어리
먹을 거야.

고르고
고르고
고르고....

赤鈴 2018. 12. 11.

233

언니는 오늘 외출을 했다.
그리 오래 지나지도 않아
집으로 돌아와 보니,
엄마가 그새
또 온 집안을 뒤져
올래 간식을 먹은 걸
발견했다. 언니는
외출하기 전에 엄마에게
피스타치오 한 봉지와
김을 간식으로 줬다.
하지만 엄마는 그걸
다 먹고도 또 대추
두 봉지를 찾아내 씻지도 않고 다
먹었다. 큰 봉지 두 개를 전부
먹어치운 것이다. 언니는 화도 나고
걱정도 돼서 그 순간 참지 못하고
엄마에게 화를 내고, 나중에 또
후회를 했다. 아, 언니를 꼭 안아
주고 싶다!

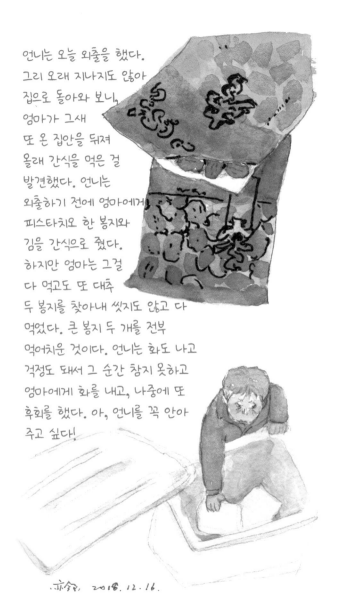

赤帝, 2018. 12. 16.

234

엄마는 식사 습관만 변한 게 아니라, 평소의 행동도 이상해지기 시작했다.

원래 깔끔한 성격이었던 엄마는 이제는 손가락으로 코를 파고, 코딱지를 난간이나 식탁보나 의자에 그냥 닦아 버렸다. 용변을 볼 때면 화장실에 들어가기도 전부터 바지를 벗었다. 언니는 생활 속에서 엄마의 이상한 행동에 대처하는 방법들을 익혔다.

집에 우리 자매만 있을 때라면 우리는 엄마의 이런 행동들을 대부분 그냥 내버려뒀다. 하지만 남이 집에 찾아오거나 남자 친척이 있을 때면 우리는 아주 난처해져서, 무의식적으로 엄마의 그런 행동들을 제지했다.

요즘 엄마는 대소변 실금이 생겼다. 언니는 엄마가 대소변을 통제하지 못하는 게 아니라, 성격이 너무 급해져서 변을 완전히 다 보지 않은 상태에서 변기에서 일어서고, 그러는 동안에도 변을 보다 보니 그렇게 된 거라고 분석했다. 그래서 언니는 늘 엄마에게 "천천히 하세요, 급할 거 없어요!"라고 말했다. 가끔은 제 시간에 화장실에 가지 못해서 그러기도 했다. 엄마는 요즘 행동이 좀 느려졌기 때문이다.

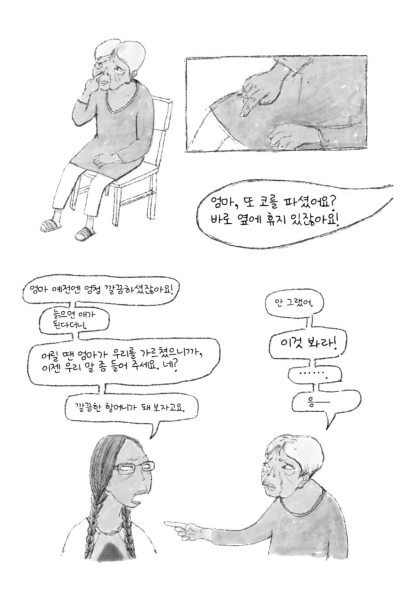

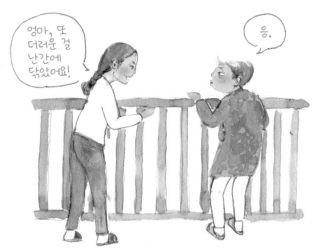

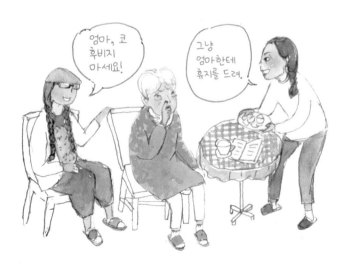

"엄마, 화장실에 들어간 후에 바지를 벗으세요. 걸으면서 옷을 벗으면 넘어지잖아요." "알았어!" 엄마는 대답하면서 바지를 벗었다…….

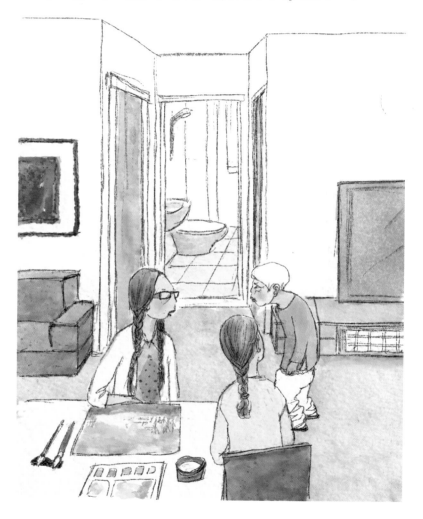

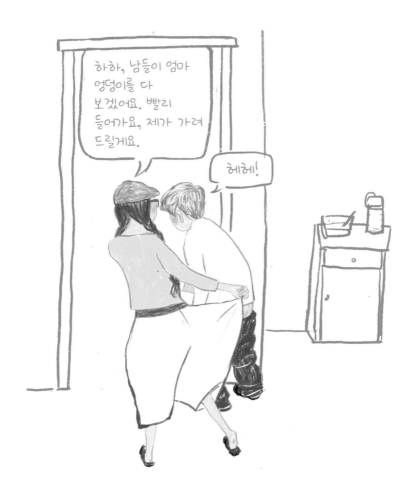

2018년 12월 11일 화요일
오전 8:58

 청아: 오늘 일이 있어서 외출하는데, 막 문을 나서려는데 엄마가 속옷에 대변을 봤어. 다행히 내가 나가기 전이라 씻겨 드렸어. 주님께 감사해야지.

이린: 주님, 우리를 계속 보살펴 주시고, 우리 곁에 있어 주세요!

 청아: 이런 일은 그래도 전보단 줄었어. 이번엔 밥을 너무 많이 드셔서 그런 건가 싶어. 자꾸 고기를 찾으시거든. 엄마의 그 간절한 눈빛을 보면 차마 안 드릴 수가 없어.

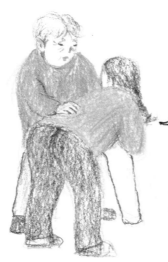

제가 돌아온 후에 그래서 다행이에요. 저 없는 동안 그랬으면 어쩔 뻔했어요?

엄마는 그래도 요즘 잠은 잘 주무셔. 밤엔 10시 좀 넘어서 잠들어서 7시에 일어나고, 오후엔 낮잠도 주무셔.

언니가 볼일을 다 보고 집에 돌아와 보니 엄마는 또 속옷에 변을 본 상태였다. 언니는 한결같이 감사하는 마음을 가졌다.

· 정숙 ·

240

청아: 엄마는 요새 속옷을 더럽히는 일이 늘어나서, 방금도 씻겨 드렸어. 가끔은 정말 귀찮기도 한데, 그래도 이제는 옷을 갈아입어야 한다는 건 아시니까 그 정도만 해도 다행이지.

 이린: 언니는 요즘 정말 마음을 너무 잘 다스리고 있어. 엄마도 정말 잘 돌봐 드리고 있고. 필요하면 나도 바로 집으로 갈게.

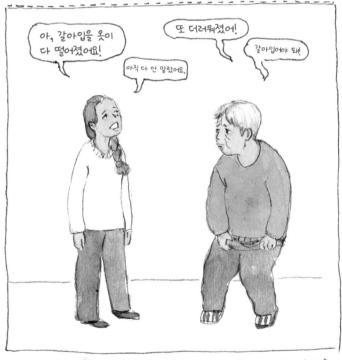

241

언니 말에 따르면, 요즘 엄마는 나와 샤오완이 집에 갈 때마다 잠을 안 자거나 대변 습관이 비정상적이 되거나 하는 이상한 현상을 보인다고 한다. 오늘은 더 심했다. 옷뿐만 아니라 바닥까지 더럽히고도 말을 하지 않은 것이다. 나는 좀 보려고 했지만 엄마가 거부했다.

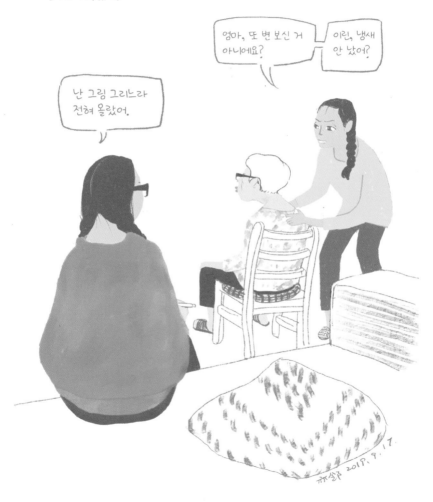

엄마는 매일 밖에 나가려 했다. 바람이 불고 비가 오는 날에도 자꾸 밖에 나가겠다고 말했다. 언니는 몸이 약해서 바람을 쐴 수 없어서, 엄마가 연신 밖에 나가겠다고 하는 걸 들으며 심란해 했다.

하지만 이런 상태도 그리 오래 가지 않았다. 엄마는 갑자기 다른 쪽으로 극단적으로 변해서 밖에 나가지 않으려 하게 되었다. 언제부턴가 엄마는 '집순이형'으로 변해서 아무리 달래도 집 밖으로 나가려 하지 않았다. 우리 자매에겐 또 새로운 걱정거리가 생겼고, 언니는 '밖으로 나가자고 엄마를 달래는' 유형으로 변했다. 우리는 엄마가 일상의 모든 순간을 전부 우리가 챙겨 주길 바라던 나날을 더없이 그리워하게 되었다.

엄마는 이렇게 혼란스럽게 양극단을 오가다가, 가끔 며칠씩은 너무 피곤해서 중간지점에서 잠시 멈춰 쉬기도 했다.

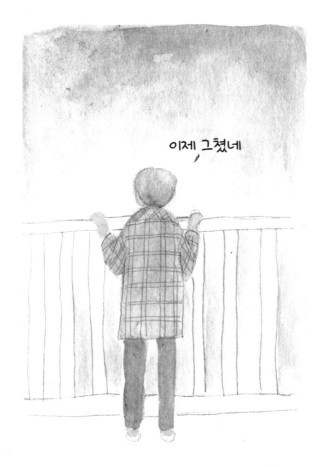

이제 그쳤네

엄마는 매일 밖에 나가려 했다. 바람이 불고
비가 오는 날에도 자꾸 밖에 나가겠다고
말했다. 언니는 몸이 약해서 바람을 쐴 수
없어서, 엄마가 연신 밖에 나가겠다고 하는 걸
들으며 심란해 했다.

赤今弘 2018. 8.17

244

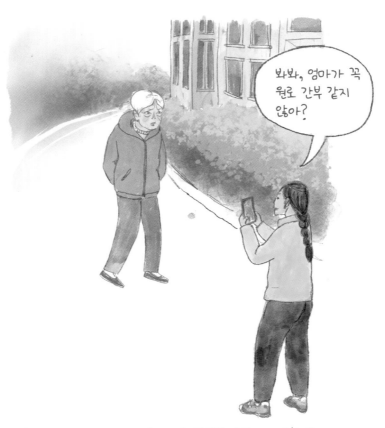

봐봐, 엄마가 꼭
원로 간부 같지
않아?

날마다 비가 와서 엄마는 계속 답답해했는데, 오늘 드디어
날이 개었다. 언니는 엄마와 함께 밖으로 나가 단지 안을
산책하고, 동영상을 찍어 우리에게 보내 줬다.
엄마는 집 안에서 자꾸 이리저리 돌아다녔다. 매일 밖에 나가
산책을 하는데도 집으로 돌아가면 여전히 집 안을 돌아다녔다.

마침내 비가 그쳐서 언니는 엄마를 달래 집 밖으로 산책하러 나왔다.
그 얘길 들은 동생은 웃으면서 "엄마가 규방에서 나왔네"라고 말했다.
이 말을 전해 들은 엄마도 싱글거리며 "맞네"라고 말했다.

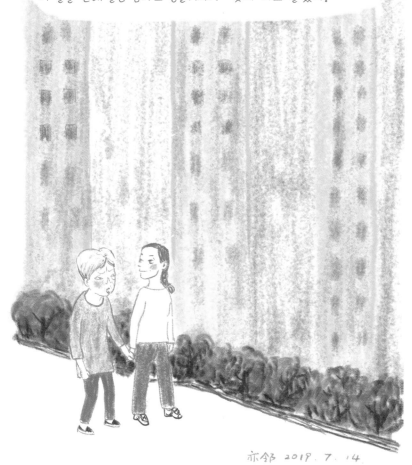

亦舒 2018. 7. 14.

엄마는 점점 더 집 밖으로 나가지 않으려 했다. 집 안에서도 예전만큼 자주 돌아다니지 않았다. 나는 얼마 전에 엄마가 너무 자주 돌아다니는 일에 대해 후 선생님에게 질문했던 게 생각났다. 선생님은 움직이는 게 몸에 좋다고 알렸었다. 그런데 두 달이 지난 지금은 또 엄마가 너무 움직이지 않아서 걱정을 하게 되었다.

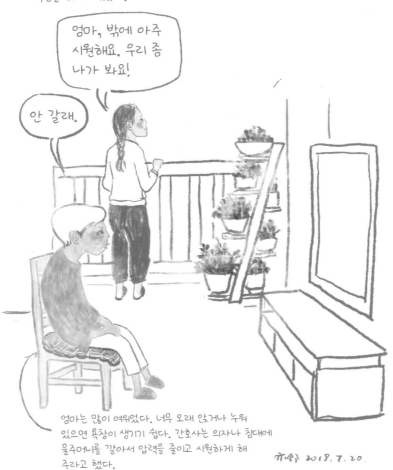

엄마, 밖에 아주 시원해요. 우리 좀 나가 봐요!

안 갈래.

엄마는 많이 여위었다. 너무 오래 앉았거나 누워 있으면 욕창이 생기기 쉽다. 간호사는 의자나 침대에 물주머니를 깔아서 압력을 줄이고 시원하게 해 주라고 했다.

류승희 2018. 7. 20.

247

자동 차단 모드에서 무한 반복 모드로

예전에 엄마는 작은 일로도 걱정을 많이 했다. 예를 들어 우리가 몇 시까지 집에 돌아오겠다고 해 놓고 그 시간까지 오지 않으면, 엄마는 우리가 나쁜 사람과 마주치거나 아니면 교통사고라도 당한 게 아닌지 걱정했다. 우리가 작은 병에 걸리거나 어디가 조금만 아파도 엄마는 크게 긴장을 했다. 그래서 내가 전신 홍반루푸스에 걸린 사실을 엄마에게는 말하지 않고 있었다.

최근 몇 년 사이에 엄마는 내가 엄마 앞에서 약을 먹어도 무슨 일인지 묻지도 않았다. 좀 이상하다 싶어서, 한번은 일부러 엄마에게 내 몸 상태에 대해 얘기했지만 엄마는 무표정하게 듣기만 했다. 예전에는 엄마가 우리에 대해 이것저것 하도 걱정을 해서 귀찮았는데, 지금은 나에 대해 전혀 걱정하지 않는 걸 보니 좀 이상하고 불편한 기분이 들었다.

나중에 나는 엄마가 나에 대한 소식뿐만 아니라 언니, 동생, 아빠, 외삼촌, 이모 등등 모든 친척들에 대한 소식을 '차단'했다는 걸 알게 되었다. 이웃이나 낯선 사람에 대해서는 말할 것도 없었다. 엄마 앞에서 누가 무슨 말을 하든, 무슨 행동을 하든 엄마는 '자동 차단 모드'로 들어가 버렸다.

아! 수술을 해야
된다고?

언니는 엄마에게
동생이 입원을 해서
간단한 수술을
받아야 한다고
말했다. 엄마는 크게
긴장했다.

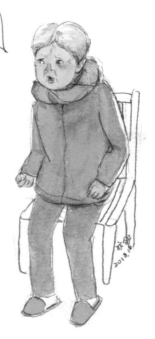

내가 마음
졸여 봐야
소용없지!

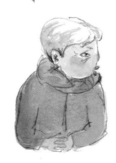

하지만 잠시 후에
엄마는 차분하게
자리에 앉아 할 일을
했다. 엄마는 확실히
감정적으로 훨씬
냉담해졌다.

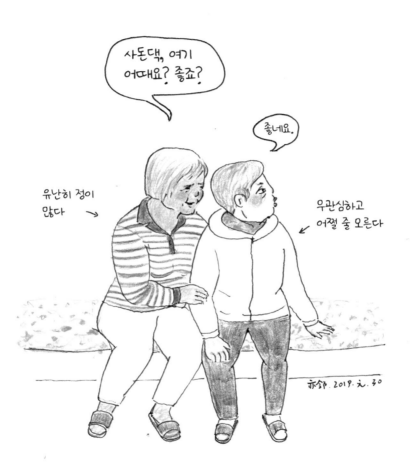

우리 시어머니는 늘 기회만 있으면 엄마를 칭찬했다. 엄마는 이런
정다운 태도에 매번 무심하게 흘끗 쳐다보는 식으로 반응했다.

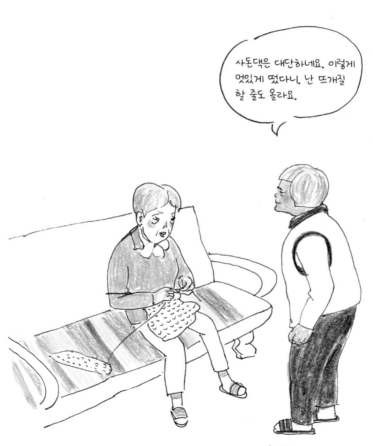

사돈댁은 대단하네요. 이렇게
멋있게 떴다니. 난 뜨개질
할 줄도 몰라요.

예전엔 남의 마음을 잘 이해해 줬던 엄마는 병에 걸린 후로 공감능력을 잃어버리고, 점점 더 사람들과 더불어 지내는 방법을 잊어버렸다. 어린아이에게라면 남들과 함께 지내는 여러 가지 방법을 가르쳐 줄 수 있지만, 아이 같은 노인, 그것도 정이 없는 노인에게는 어떻게 해야 할지 알 수가 없었다.

치매에 관한 자료를 찾아보고서, 나는 공감능력을 상실하고 깊은 고독 속에 빠져 버리는 것이 치매의 대표적인 증상 중 하나라는 걸 알게 되었다. 기억장애가 점점 심해지면서 언어능력과 이해능력도 그에 따라 상실되기 때문에, 환자는 주위의 모든 것들에 대해 점점 더 낯설게 느끼고 이해하지 못하게 되어 마치 낯선 별 위에 떨어진 것처럼 외롭다고 느끼게 된다는 것이다. 엄마는 같은 단계에 처한 다른 환자들보다는 기억력이 괜찮은 편이지만, 그리도 점점 더 외롭다고 느끼는 것 같았다.

아마도 외로움이 엄마를 불안하게 하고, 불안하기 때문에 우리가 보기에 전혀 의미 없는 행동을 반복하게 된 것 같았다. 엄마는 마치 '무한 반복 모드'가 시작되어 무한 반복의 굴레 속에 빠져 버린 듯했다.

난 너무 외로워……

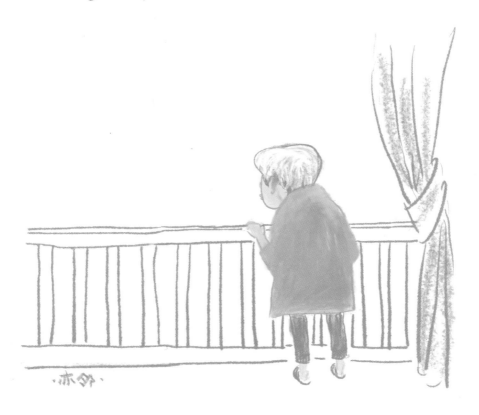

아주 부드러운 목소리

막내야, 이리 와서 앉아 봐. 난 너무 외롭다!

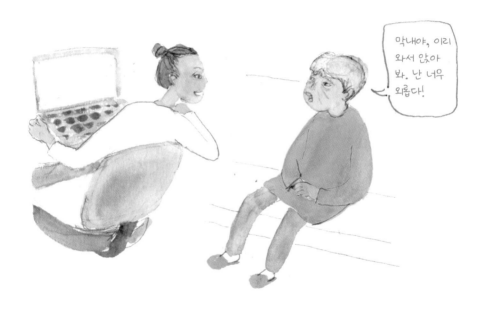

요즘 엄마는 손을 자주 씻어서, 방금 전에
씻고도 또 씻곤 한다.

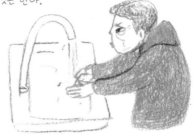

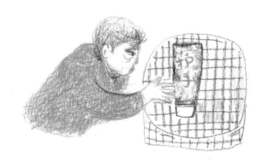

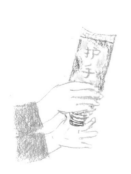

또 다
떨어졌네.

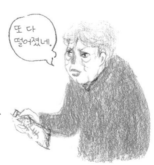

손을 씻을 때마다 핸드크림을 열심히 발라서,
핸드크림이 닮는 속도가 아주 빨랐다.

·亦舒·
2018. 11. 20.

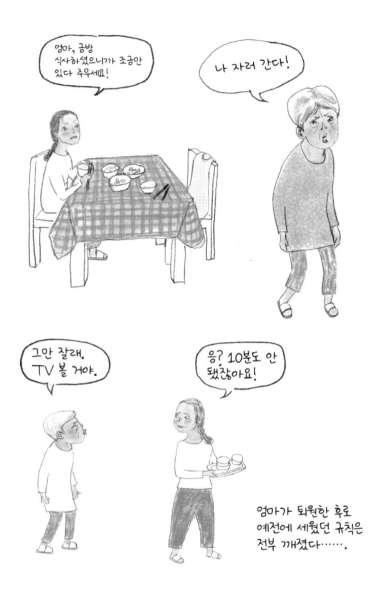

엄마, 퇴원한 후로 예전에 세웠던 규칙은 전부 깨졌다…….

엄마는 낮잠을 자지 않게 되었다. 언니는 엄마가 하는 대로
두는 게 좋겠다는 내 말에 따라 엄마가 뭘 하든 그대로 두기로
하고, 다만 언니의 낮잠을 방해하지만 말라고 했다. 엄마는
혼자서 침대에 10분쯤 누워 있다가 일어나서 붓과 공책을 찾아
붓글씨를 썼다. 잠깐 쓰다 말고는 언니 방 입구에 와서 언니를
살펴봤다. 언니는 자는 척을 했다. 그러자 엄마는 의자를
가지고 베란다로 나가 앉아서 『입옹대운』을 읽기 시작했지만,
이것도 잠깐 읽다가 그만두고 또 다른 걸 했다.

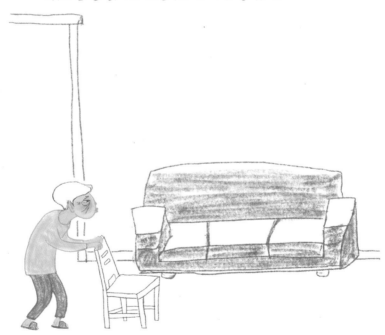

赤音 2015. 7. 19

257

오늘 낮에 엄마는 누웠다가—다시 일어나—거실에 나와서
TV를 켰다가—다시 들어가 눕는 행동을 계속 반복하고,
한시도 가만히 있지 않았다. 밤에도 열두 시가 되어 내가
잠자리에 들 때까지 계속했다.

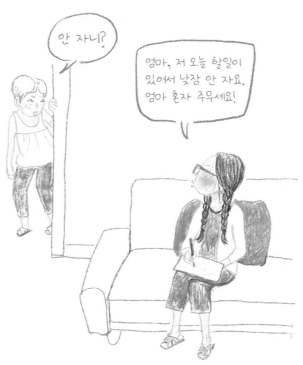

안 자니?

엄마, 저 오늘 할일이
있어서 낮잠 안 자요.
엄마 혼자 주무세요!

亦令 2019. 9. 18

엄마가 중중도의 치매라는 진단을 받은 후로 나는 치매에 관한 책과 자료를 계속 찾아보고서 치매의 증상에 대해 어느 정도 알게 되었다. 치매의 증상은 기억력 감퇴 외에도 성격 변화, 예를 들면 갑자기 냉담해진다든가, 의기소침해진다든가, 기가 죽거나 우울해지거나 이기적으로 변하고, 말이 없어지고, 어떤 일에든 피동적이 되고 동기를 잃는다든가, 모든 일에 흥미를 잃는다든가, 말을 모호하게 하고, 식습관이 변하고, 수치심을 잃고, 개인위생을 신경 쓰지 않게 되고, 판단력과 경계심이 나날이 약해진다든가 하는 것들이 있다고 한다. 엄마에겐 이 모든 증상들이 하나도 빠짐없이 나타났다.

그런데도 우리는 순진하게도, 어린아이를 가르치는 것처럼 이치를 설명해서 병 때문에 나타나는 엄마의 이런 행동 특징을 고칠 수 있을 거라고 생각했던 것이다. 엄마가 병 때문에 체면을 잃고, 한동안 우리에게 이해받지도 못했다고 생각하니 가슴이 옥죄이는 것만 같았다.

제6장
생명의 윤회는 엄마에게
밥을 먹이는 것부터 시작한다

엄마는 우리의 큰 아기가 되었다

부모님은 은퇴 후에 언니와 함께 살았다. 언니는 부모님의 노년생활의 모든 단계를 함께했기 때문에, 언니에 대한 엄마의 신뢰와 의지는 남이 대신할 수 없는 것이었다.

나와 동생은 둘 다 타지에 살면서 각자 일하느라 바쁘기 때문에, 평소에 엄마를 보살피는 중책은 언니가 담당하게 되었다. 아마도 그래서인지 엄마는 나와 동생이 좀 미덥지 못하다고 생각하는 것 같았다. 언니는 몇 번이고 엄마에게 이렇게 말했다. "우리 셋은 이렇게 역할 분담을 할 수밖에 없어요. 우리가 어렸을 때, 엄마가 우리를 아무리 사랑하더라도 먹고 살기 위해 일하느라 우리를 어린이집이나 외할머니 댁에 보냈던 것처럼요. 지금 우린 각자 다른 역할을 맡고 있는 것뿐이지, 동생들도 엄마를 위해서 최선을 다할 거예요."

사람들이 언니를 효녀라고 칭찬할 때마다 엄마는 목이 메어 말했다. "맞아요, 우리 큰딸이 내 동반자야!" 엄마의 목소리는 떨리기까지 했다. 그럴 땐 엄마는 정상인과 전혀 다를 것 없는, 우리가 기억하는 온화하고 남의 마음을 잘 이해하는 엄마였다.

하지만 대부분의 시간 동안 엄마는 눈을 떼면 안 되는 아기 같았다. 언니는 아기를 대하듯이 엄마를 보살피고, 어릴 때 엄마가 우리와 놀아 주던 방법으로 엄마의 흥미를 끌었다. 나와 동생도 영상통화로 애교를 부려 엄마를 웃게 만들면서, 우리의 사랑을 엄마가 느낄 수 있게 하려 했다.

언니: 엄마는 아기예요. 큰 아기.
엄마: 응…….
언니: 난 아기가 없었는데, 이제 큰 아기가 생겼네요.

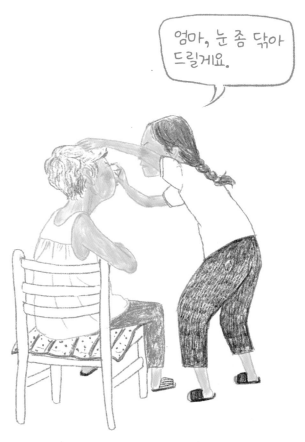

엄마, 눈 좀 닦아
드릴게요.

亦绺 2018. 9月. 14.

우리는 어릴 때 국물에 밥을 말아 먹는 걸 좋아했다.
여름에 비름나물이 나올 때마다 아빠는 "여름 비름은
닭한테 줘야 한다"라고 말했다. 하지만 우리는
비름의 색깔을 좋아했다. 비름으로 국을 끓여 밥을 말면
예쁜 자주색이 되기 때문이다. 동생이 밥 먹기 싫어할
때마다 엄마는 비름나물 국에 밥을 말아 줬다.
그러면 동생은 언제나 그릇을 깨끗이 비웠다.

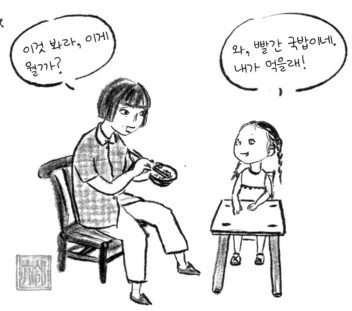

이것 봐라, 이게 뭘까?

와, 빨간 국밥이네. 내가 먹을래!

'빨간 국밥' 이란 건 비름나물 국물에 밥을 만 것이다.

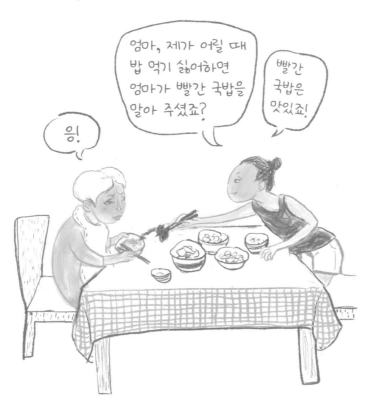

2019. 8. 4. 赤兒

265

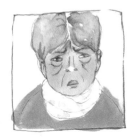 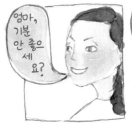 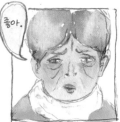

엄마는 TV를 볼 때만 잠시 얼굴에 생기가 돌고 미소를 띠었고, 그 외의 시간엔 항상 근심이 가득한 표정이었다. 언니가 온갖 익살스러운 장난을 쳐야 엄마는 한 번 웃을까말까 했다.

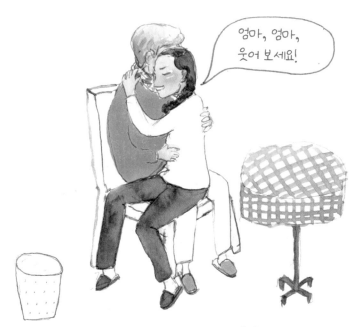

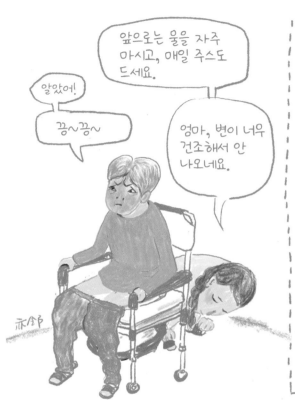

예전에 엄마가
이매티닙 세 알을
복용할 때는 자주
설사를 했는데,
최근에 두 알로 줄이고
나서는 또 변비가
왔다. 엄마는 평소에
물을 잘 안 마시고,
주스도 좋아하지
않고, 채소는 점점 더
적게 먹다 보니 이
상태가 계속되자
정말 어째야 할지
알 수가 없었다.
언니는 엄마가 무슨
말을 하든
그러겠다고 대답은
잘 하면서 행동으로
옮기지는 않는다고
말했다.

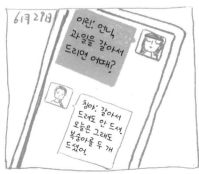

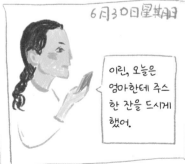

267

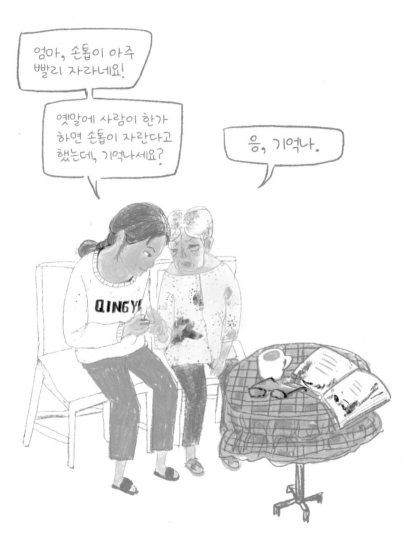

언니가 어리광을 부리는 방법

저녁 여덟 시밖에 안 됐는데 엄마는 자러 가겠다고 했다.
언니와 동생이 우슨 수를 써서 막으려 해도 막을 수 없었다.

"엄마, 저 속이 안 좋아요!"
"엄마, 허리 아파요!"
"엄마는 엄마니까 제가 아프연 돌봐줘야죠……."

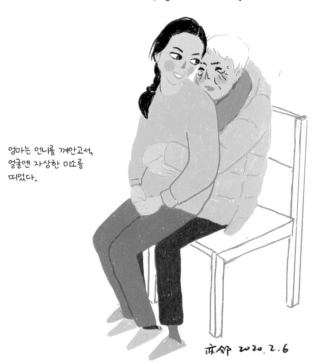

엄마는 언니를 꺼안고서,
얼굴엔 자상한 이쇼를
띠었다.

麻衣 2020. 2. 6

269

엄마, 자꾸 걸어다니셔서 또 발이 부었잖아요.
이렇게 자꾸 말을 안 들으시면 벌을 줄 거예요.

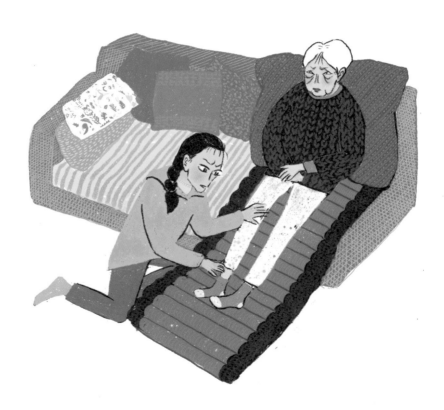

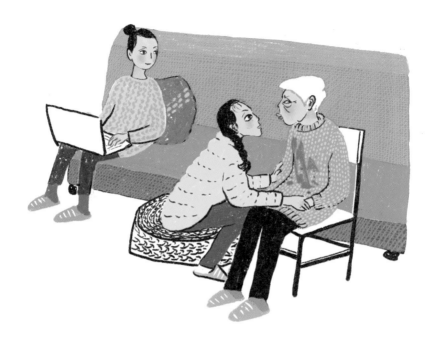

언니는 온화한 태도로 엄마와 대화를 했다.
엄마는 결국 혼자 잠자리에 들겠다고 했다.

赤郊 2020. 2.

옛날 놀이를 하고, 옛날 노래를 부른다

"엄마, 예전에 아빠가 엄마한테 뽀뽀하려고 하면 엄마는 왜
항상 피했어요?"
"아니면 무표정한 얼굴로 '보기만 해도 짜증나!'라고 하시거나요.
부끄러워서 그러신 거예요?"
"그렇지 뭐."
"정말로 보기만 해도 짜증나셨어요?"
엄마는 소녀처럼 수줍은 얼굴로 말없이 웃기만 했다.
엄마의 '짜증난다'는 말이 무슨 뜻인지 아빠는 알았던 것이다!

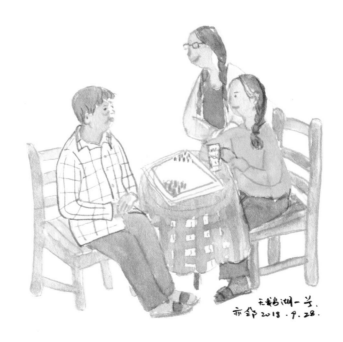

엄마는 뜨개질을 하면서 눈으로는 나와 요가를 하고 있는
언니를 번갈아 쳐다보았다…….
"엄마, 우리 실뜨기 놀이 해요."
"그래."
"엄마는 어릴 때 이 놀이 해 보셨어요?"
"아니."
"와, 엄마 대단하네요. 한 번 보고 바로 배우시다니!"

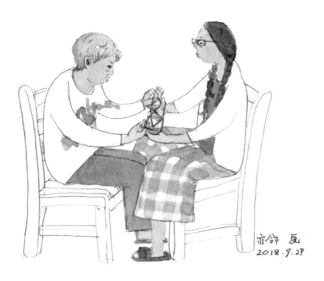

亦舒 匦
2018. 9. 29

"가자, 가자, 가자, 대문가로 가자. 대문가에서 오둥이를 돌아
눈썹산에 가자. 눈썹산에 불이 나면 얼른 초가집 안에 숨자."
"하하하하⋯⋯."
엄마 얼굴에 웃음꽃이 피었다. 엄마는 이 동요가 기억난다고 했다.

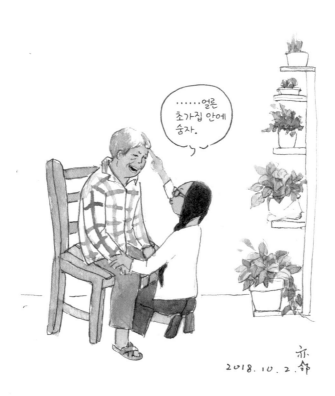

2018. 10. 2.

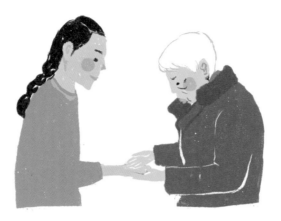

이 놀이는 우리 자매와 엄마의 레퍼토리 중 하나다. 우리 집안 사람 3대가 전부 해 본 놀이이기 때문이다.

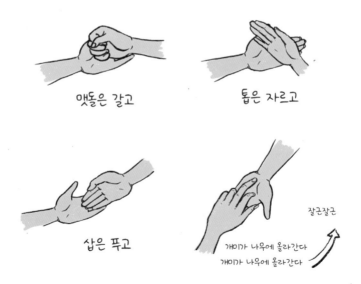

앳돌은 갈고

톱은 자르고

삽은 푸고

잘근잘근

개미가 나무에 올라간다
개미가 나무에 올라간다

맷돌은 갈고
톱은 자르고
삽은 푸고
개미가 나무에 올라간다
개미가 나무에 올라간다

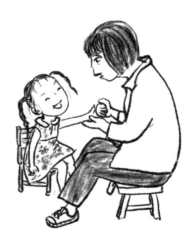

맷돌은 갈고
톱은 자르고
삽은 푸고
개미가 나우에 올라간다
개미가 나우에 올라간다
잘ㅡ근ㅡ잘ㅡ근

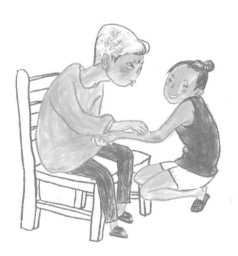

집에 돌아온 동생은 엄마와 함께 어린 시절의 놀이를 했다.

류상 2018. 8. 2.

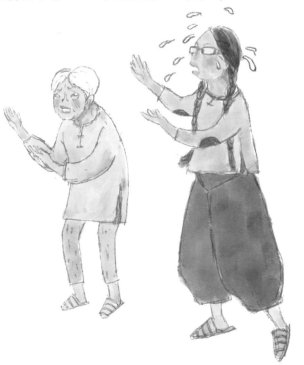

엄마를 기쁘게 하기 위해, 그리고 엄마에게 남은 기억을
잡아 두기 위해 우리는 다 같이 엄마 세대의 노래를 불렀다.

엄마가 입원해 있는 동안 좀 짜증스러워 하기에, 우리는 다른 환자들에게 엄마가 아주 재능이 있다고 자랑을 했다. 엄마는 노래를 부르겠다고 하더니, 〈사격 훈련에서 돌아오다打靶歸來〉라는 노래를 처음부터 끝까지 불렀다. 언니 말에 의하면 엄마가 이 노래를 부른 건 처음이라고 한다.

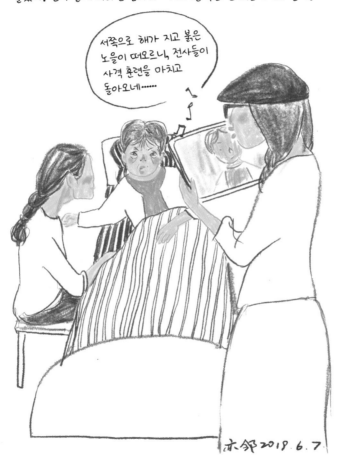

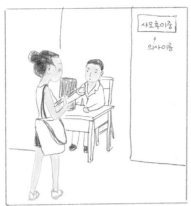
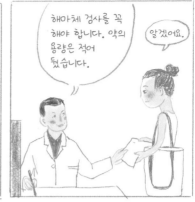

작년 12월에 엄마는 MRI 검사를 받았다. 그 때 언니는 검사를 받은 집 근처 병원에
해마체 검사도 같이 해 달라고 했다. 결과가 나온 후 의사는 이전 진단과 마찬가지로
혈관성 치매 위축의 상태라는 진단을 내렸다. 나는 안심이 되지 않아, 이번에 집에
다녀오면서 MRI 사진을 베이징으로 가져와 동생에게 샤오 선생님을 찾아가서 물어보라고
했다.

샤오 선생님은 복용해야 할
약의 용량과 할일을 알려줬다.

① 도나페질 10mg 추가

② 메만틴 10~20mg 추가

③ 정신과에 가서 우울증 검사를 해 볼 것

언니는 요 며칠 동안 날마다
빗속을 뚫고 엄마를 병원에
데려갔다.

赤舒 2019. 7. 7

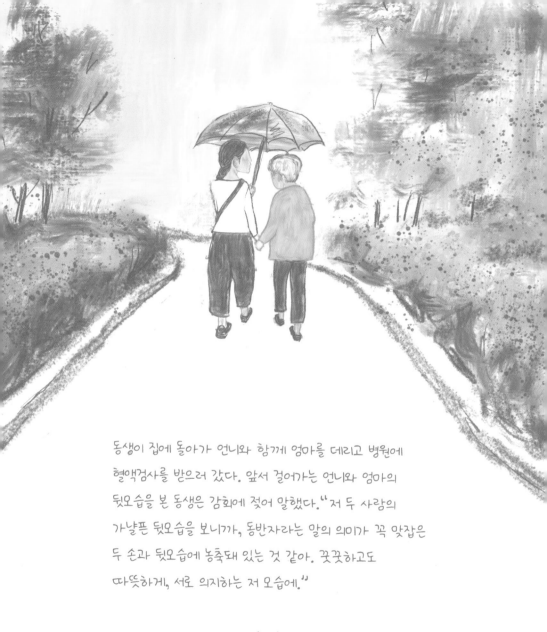

동생이 집에 돌아가 언니와 함께 엄마를 데리고 병원에
혈액검사를 받으러 갔다. 앞서 걸어가는 언니와 엄마의
뒷모습을 본 동생은 감회에 젖어 말했다. "저 두 사람의
가냘픈 뒷모습을 보니까, 동반자라는 말의 의미가 꼭 맞잡은
두 손과 뒷모습에 농축돼 있는 것 같아. 꿋꿋하고도
따뜻하게, 서로 의지하는 저 모습에."

· 亦舒 ·
2019. 8. 7

우리 같이 운동해요

엄마는 언니가 제일 든든하다고 생각하고, 속으로
나와 동생에 대해서는 좀 못마땅해 했다. 아마도
우리가 엄마 옆에 있어 주지 않는다고 탓하는
오양이었다. 이제는 그림도 그리려 하지 않았다.

엄마, 저랑 같이
매일 발뒤꿈치
들기 운동 해요!

그래! 하나, 둘, 셋……·

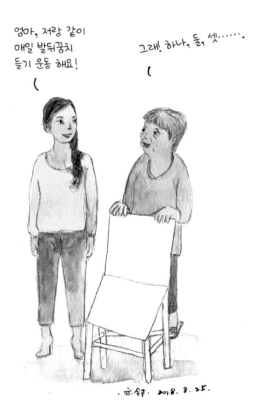

282

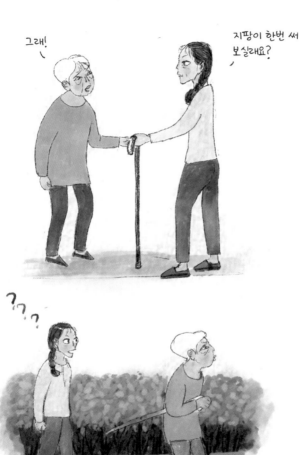

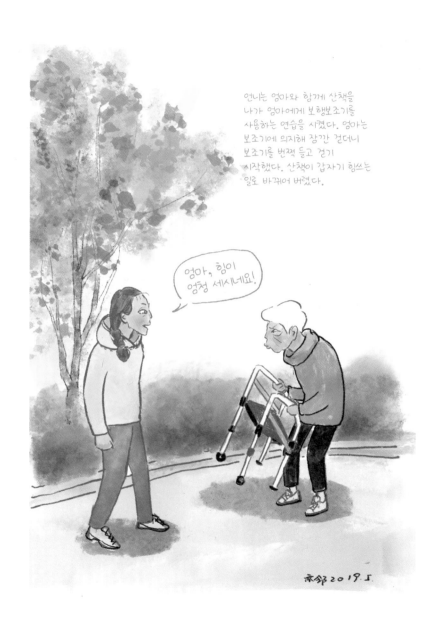

언니는 엄마와 함께 산책을
나가 엄마에게 보행보조기를
사용하는 연습을 시켰다. 엄마는
보조기에 의지해 잠깐 걷더니
보조기를 번쩍 들고 걷기
시작했다. 산책이 갑자기 힘쓰는
일로 바꿔어 버렸다.

엄마, 힘이
엄청 세시네요!

284

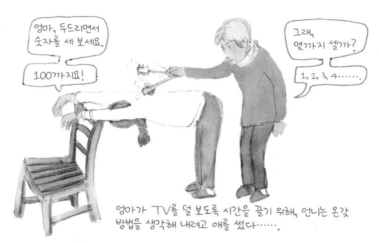

엄마, 두드리면서 숫자를 세 보세요.

100까지요!

그래, 몇까지 셀까?

1, 2, 3, 4……

엄마가 TV를 덜 보도록 시간을 끌기 위해, 언니는 온갖 방법을 생각해 내려고 애를 썼다……

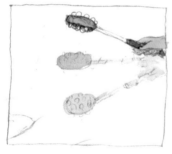

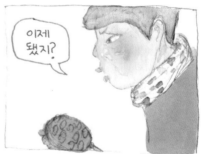

이제 됐지?

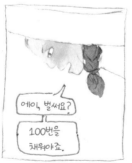

에이, 벌써요?

100번을 채워야죠.

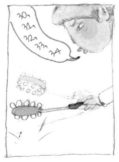

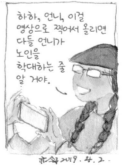

하하, 언니, 이걸 영상으로 찍어서 올리면 다들 언니가 노인을 학대하는 줄 알 거야.

285

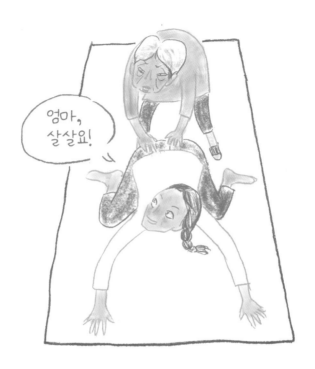

낮잠을 잔 후에 엄마는 글씨를 썼고, 언니는 요가를 했다. 요즘
엄마는 집중을 할 수 있는 시간이 점점 짧아지고 자꾸 TV를 보려고
했다. 그래서 언니는 엄마가 할일을 안들어내기 위해 엄마에게
요가 자세 잡는 걸 도와달라고 했다.

赤鈴 2019. 9. 14.

286

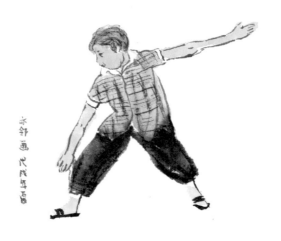

태극우

엄마는 예전에 태극우를
아주 잘 쳤다.
우리는 엄마를 격려해서 다시
시작하게 했다. 걸음걸이가 조금
불안정하긴 했지만, 자세는 아주
훌륭했다.

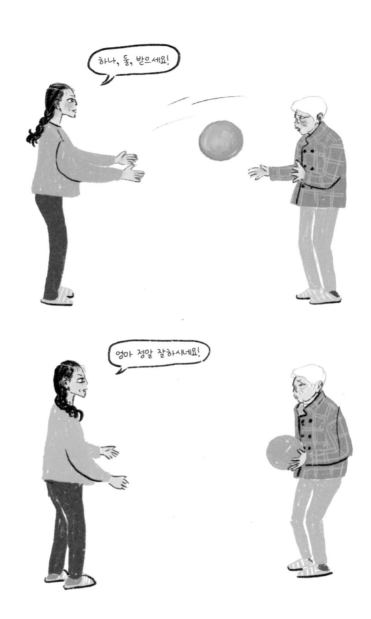

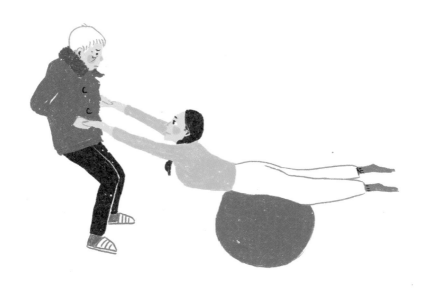

언니는 엄마와 함께 운동을 해서 엄마가 근력을
기르도록 도왔다.

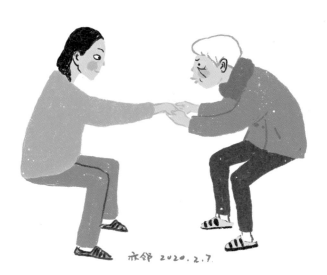

이얍!

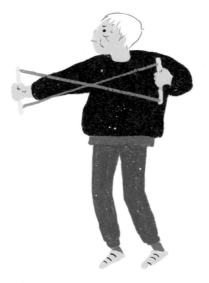

엄마는 팔힘은 아직 꽤 괜찮았다. 하지만 운동을 하다가
자꾸 게으름을 피웠고, 속도도 점점 더 빨라졌다.

南伊 2020. 2·5

제7장
엄마인 동시에 거리낄 게 없는 아이

TV에 중독된 할머니

지금 와서 생각해 보면, 중년 시기의 생활방식은 부모님의 노년 시기의 삶에 꽤 큰 영향을 미쳤다. 엄마 아빠는 모두 영화 보는 걸 좋아했다. 동생이 태어나기 전날 밤에도 우리 가족은 영화를 보러 갔다. 영화를 반쯤 봤을 때, 진통을 느낀 엄마는 아기가 나오려고 하는 것 같아 아빠에게 빨리 집에 가자고 했다. 하지만 엄마가 지금 어떤 상태인지 자세히 말하지 않았고, 아빠도 상황을 잘 몰랐기 때문에 영화를 끝까지 보고 나서 집에 돌아가고 싶어 했다. 결국 엄마는 바로 다음 날 새벽에 동생을 낳았다. 분만하는 동안 아빠는 계속 같이 있었는데, 나중에 종종 웃으면서 "굉장히 빨랐어. 순식간에 나왔다니까"라고 말했다. 엄마는 아빠의 이 말에 상당히 신경쓰여 했는데, 아빠가 출산 과정의 고통을 모를 뿐만 아니라 출산이 아주 쉽다고 생각한다고 느꼈기 때문이다. 엄마는 이 일을 지금까지도 아주 생생하게 기억하고 있다. 2020년 설에도 언니와 동생에게 이 얘기를 했다.

나중에 집에 TV가 생긴 뒤로는 영화에 대한 부모님의 흥미가 서서히 TV로 옮겨가서, 일단 시작되자 멈출 줄을 몰랐다. 엄마 아빠에게 제일 큰 영향을 끼친 건 타이완 드라마인 <별은 내 마음을 알리라>였다. 엄마는 그 드라마를 볼 때마다 "량 할아버지랑 량 할머니는 참 멋있어. 난 그 사람들이 좋아. 그런 삶이 참 좋아!"라고 말했다. 아마도 그 드라마가 엄마 아빠에게 그들이 아는 것과는 전혀 다른 노년생활을 보여줬고, 은퇴 후의 노년생활의 본보기를 찾게 해준 것 같다. 부모님은 나중에 정말로 그런 생활, 말하자면 사람들의 부러움을 사는 이상적인 부부가 되는 삶을 목표로 하게 되었다.

엄마 아빠가 2인용 자전거를 타고 나가 바람을 쐬던 날들은 아빠의 허리와 다리가 안 좋아지면서 점점 줄어들었고, 그 후엔 두 사람이 집에서 함께 TV를 보는 시간이 점점 더 길어졌다. 특히 아빠가 세상을 떠나기 전의 2년 정도 동안 아빠는 거의 집 밖으로 나가지 않았다. 엄마 아빠는 집 안에 틀어박혀 점점 더 말이 없어졌다. 말없이 카드놀이를 하고, 말없이 TV를 보고, 말없이 식사를 하고 잠자리에 들었다⋯⋯.

아빠가 떠난 후에 하루는 엄마와 얘기를 나눴다.

"엄마, 예전에 아빠랑 카드놀이를 할 때 아무 말도 없이 하셨잖아요."
"응."
"우리가 옆에 없을 때도 아빠가 엄마한테 말을 걸었어요?"
"아니."
"그럼, 엄마는 아빠가 마지막 순간에 무슨 생각을 했는지 아세요?"
엄마는 고개를 저으며 가만히 말했다. "몰라."
"엄마 아빠는 예전엔 그렇게 사이가 좋아서 아무리 얘기를 해도 끝이 없었는데, 나중엔 왜 그렇게 할 말이 없어진 거예요?"
엄마는 나를 보며 고개를 저었다.
나는 마음속에 슬픔이 치밀어 올랐다.
"아빠가 그리우세요?"
"그립지!"

나는 약간의 위안을 느꼈다.

나는 언니에게 이 이야기를 했다. 내 말을 들은 언니는, 사실 아빠는 엄마에게 말을 걸고 싶어 했다고 말했다. 아빠는 카드놀이를 할 때, 엄마가 카드를 낼 때마다 패를 보면서 말을 걸었다……. 하지만 엄마는 그럴 때마다 눈썹을 찌푸리고 아빠를 흘겨보며 "맨날 똑같은 소리, 듣기 싫어!" 라고 말했다. 그리고 아빠가 엄마에게 말을 걸 때마다 엄마는 아빠가 수다스럽다며 귀찮아했다. 아빠는 언니에게 어떻게든 엄마에게 말을 많이 시켜야 한다고, 이대로 두면 안 된다고 말했다. 이제 보니 아빠도 엄마가 좀 이상해진 걸 느꼈던 모양이다. 사실 그 당시 엄마의 행동들은 이미 치매의 초기 증상이었던 것이다.

아빠가 떠난 후로 엄마의 취미생활은 TV를 보는 것 하나만 남았다. 우리도 엄마가 옛날 영화나 드라마를 보고 예전 기억을 되살려 지난 세월을 돌아볼 수 있기를 바랐다. 엄마는 실제로 옛날 영화를 보고 자극을 받아 몇몇 옛일들을 떠올리기도 했다. 우리는 그런 모습을 보면서 힘이 났다.

하지만 곧바로 새로운 고민거리가 생겼다. 엄마가 TV에 너무 빠져 버린 것이다. 오랫동안 TV 앞에만 앉아 있는 건 누구에게든 건강한 생활방식이 아니다. 그래서 언니는 엄마의 놀이 훈련 시간과 휴식시간을 정해 두고 꽤 엄격하게 지켰다.

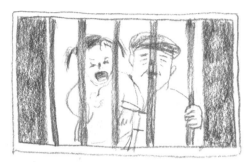

언니가 옛날 영화인 〈영웅 자녀英雄兒女〉를 찾아냈다.
엄마는 눈물이 그렁그렁해져서 영화를 보다가, 왕팡王芳
이 노래를 부르는 장면까지 오자 눈물을 흘리며 노래를
따라 불렀다.

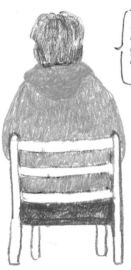

그때 네가 울면서
아빠를 부르던
모습이 왕팡이랑
똑같았지.

그림 속의 이 장면이 바로 그
당시에 아빠가 언니를
유아원에 데려다 주고 돌아갈
때 언니가 쫓아오며 아빠를
불러서, 아빠가 그걸 보고
연상했던 그 장면이다.

아빠가 '첫 눈물'을 흘린 건 언니 때문이었다. 언니는 그 당시에 아이를 월요일 아침부터 토요일 밤까지 맡아 주는 전탁全托 유아원에 다니고 있었다. 어느 날 날씨가 갑자기 쌀쌀해져서 아빠는 언니 옷을 가지고 유아원에 갔다. 언니는 남의 옷을 입고 혼자 우두커니 앉아서 아빠가 불러도 대답도 하지 않았다. 아빠한테 화가 난 것 같았다.

하지만 아빠가 유아원을 나서는 순간, 언니는 갑자기 감정이 북받쳐서 울연서 "아빠, 아빠"하고 부르연서 쫓아 나왔다. 언니가 부르는 소리에 아빠의 눈물이 터져 나왔다. 아빠는 생전에 이 얘기를 할 때마다 감회에 젖어서는 그 오습이 〈영웅 자녀〉에서 여주인공의 아빠가 끌려가던 장연과 똑같다고 하연서, 도대체 그때 왜 눈물이 났는지 오르겠다고 말했다.

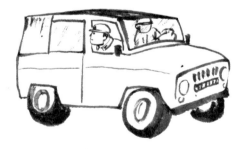

엄마는 〈영웅 자녀〉를 보고 나서 언니가 어릴 때 아빠의 차를 쫓아가던 장면을 떠올렸다.

엄마의 기억을 다시 불러오기 위해,
언니는 요즘 인터넷에서 옛날 영화와
드라마를 찾아서 보여주었다.
엄마는 보자마자
빠져 버리고 말았다.

알았어!

엄마, 그렇게 계속
TV안 보시면
안 돼요!

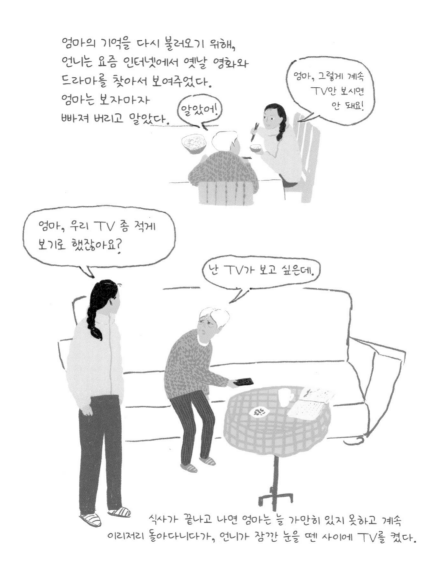

엄마, 우리 TV 좀 적게
보기로 했잖아요?

난 TV가 보고 싶은데.

식사가 끝나고 나면 엄마는 늘 가만히 있지 못하고 계속
이리저리 돌아다니다가, 언니가 잠깐 눈을 뗀 사이에 TV를 켰다.

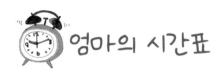

엄마의 시간표

오전

7:00-8:30	기상, 세수, 독서, 혈압 재기
9:00-11:00	글씨쓰기, 산책, 손가락 놀이
11:00-12:00	TV 보기
12:00-12:30	점심식사

오후

13:00-15:00	낮잠
15:00-18:00	글씨쓰기, 일기쓰기, 산책, 놀이
18:00-19:00	TV 보기

밤

19:00-19:30	저녁식사
20:00-22:30	TV 보기
22:30	취침

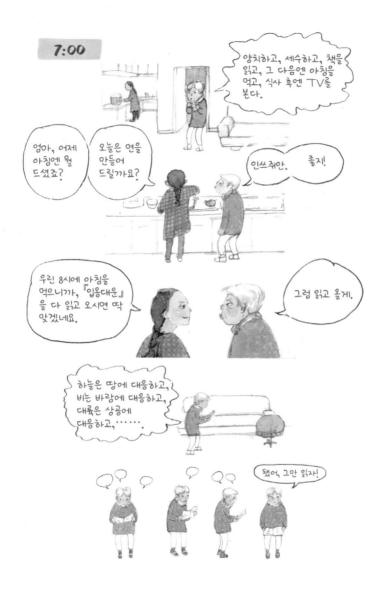

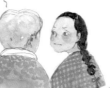

얼마나 더 기다려야 되니? 밥 먹은 다음엔 글씨를 쓰고, 글씨 다 쓰고 나면 꼭 TV 켜 줘야 된다!

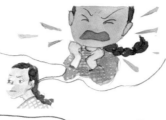

진정해! 엄마는 병 때문에 이러는 거야. 제어를 못 하는 거라고! 절대로 화내면 안 돼!

엄마, 또 게으름 부리시는 거예요? 책 읽기 싫으시면 발뒤꿈치 들기 운동을 하면서 창밖의 나무들을 좀 보세요. 그런 다음에 책 읽으세요……

엄마는 요즘 게으른 엄마가 되고, 고집쟁이 엄마가 됐네요. 음, 또 뭘 해야 하더라…… 아, 혈압을 재야죠!

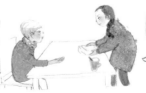

혈압 재고 나면 책을 읽고, 그 다음엔 아침 먹고, 그 다음엔 글씨 쓰고, 글씨 다 쓰고 나면 TV 켜 줘!

밖에 나가서 산책도 해야죠. 계속 집 안에만 있으면 안 돼요.

홀수는 짝수에 대응하고, 한 짝은 한 쌍에 대응하고, 바다는 강에 대응하고……

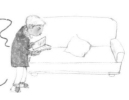

302

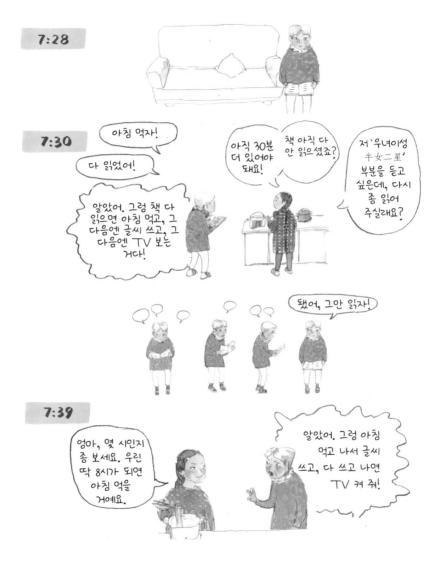

7:42

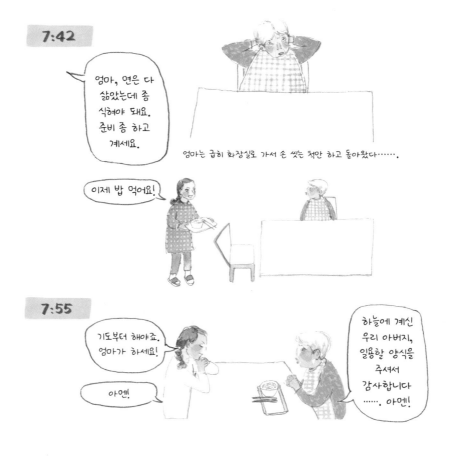

엄마, 연은 다 삶았는데 좀 식혀야 돼요. 준비 좀 하고 계세요.

엄마는 급히 화장실로 가서 손 씻는 척만 하고 돌아왔다……

이제 밥 먹어요!

7:55

기도부터 해야죠. 엄마가 하세요!

아멘

하늘에 계신 우리 아버지, 일용할 양식을 주셔서 감사합니다 ……. 아멘!

8:00

식사 시작
∧∧∧∧∧∧∧∧∧

엄마는 처음엔 대체로 시간표에 맞춰 생활했다. 날마다 책을 읽고, 그림을 그리고, 글씨를 쓰는 시간이 대략 4시간 정도 됐다. 다만 글씨 쓰고 그림 그리는 동안 엄마는 곧잘 혼자서 중얼거렸다. 가끔은 가만히 있지 못하고 책을 두어 장 읽고는 TV를 보겠다고 하고, 글씨 몇 자 쓰고는 또 TV를 보겠다고 했지만, 할일을 다 끝내지 않아서 아직 안 된다고 알려주면 엄마는 순순히 책을 읽거나 글씨를 썼다. 이런 상황이 계속 반복됐지만 우리는 그 속에서 규칙성을 찾을 수 없었다. 엄마가 가만히 앉아 있지 못하는 상황은 점점 더 잦아졌다.

엄마가 가끔 말 잘 듣는 아이처럼 굴면 나는 정말 마음이 아팠다. 어릴 때 우리는 부모님이 집에 안 계시는 틈을 타서 TV를 보곤 했는데, 이제는 엄마도 언니가 없는 사이에 몰래 TV를 봤다. 예전엔 엄마가 우리가 TV를 보지 못하도록 감독했는데, 지금은 반대가 된 것이다.

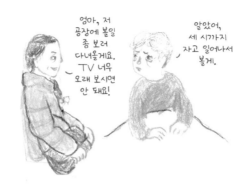

엄마, 저 공장에 볼일 좀 보러 다녀올게요. TV 너무 오래 보시면 안 돼요!

알았어, 세 시까지 자고 일어나서 볼게.

집에 카메라를 설치해서 언니가 외출해 있는 동안에도 엄마의 상황을 볼 수 있게 했다.

아~ 두 시인데 벌써 TV를 켰어!

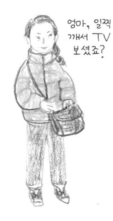

엄마, 일찍 깨서 TV 보셨죠?

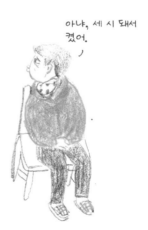

아냐, 세 시 돼서 켰어.

2018. 11. 26. 京今?

306

엄마는 점점 더 TV에 중독됐다. 언니가 엄마의 주의를 분산시키기
위해 쓰는 방법은 끝이 없었다. 오늘 언니는 깍지콩을 사 와서
엄마에게 까 달라고 했다. 엄마는 기꺼이 이 일을 했다. 요즘
엄마는 머리를 많이 안 써도 되는 반복적인 작업을 좋아하게
됐는데, 이 정도 우리의 걱정거리 중 하나였다.

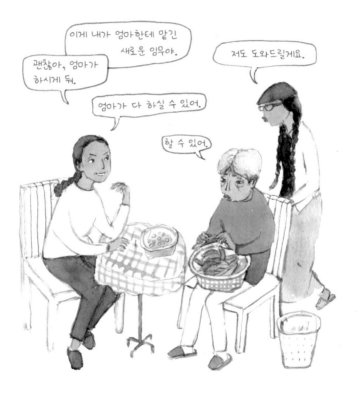

307

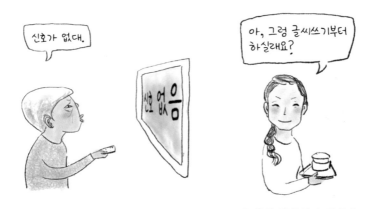

신호가 없대.

아, 그럼 글씨쓰기부터 하실래요?

신호 없음

언니는 엄마가 보지 않는 틈을 타서 올래 인터넷 TV 선을 뽑아 뒀다가, 엄마가 글씨를 다 쓴 다음에 다시 연결했다.

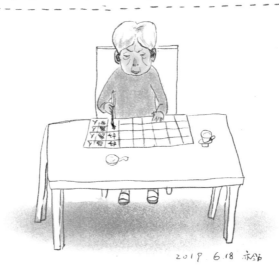

2019. 6.18 赤松

308

엄마는 요즘 TV를 켜면 〈신백낭자전기新白娘子傳奇〉만 봤다. 벌써 몇 번이나 봤는데도 계속 같은 것만 봤다. 언니는 엄마를 병원에 데려가서 두부 CT 검사와 해마체 검사를 했다(8월에 베이징에 왔을 땐 검사를 하지 않았다. 의사가 다음에 다른 검사와 같이 하는 게 좋겠다고 했는데, 마침 할 때가 되어 같이 했다). 엄마 치매의 주된 원인이 혈관 막힘이라는 건 이미 알고 있었는데, 이번에 검사해 보니 가는 혈관이 여러 개 막혀 있었다. 요즘 들어 엄마의 증상이 확연히 더 심해진 건 이유가 있었던 것이다. 의사는 엄마는 상태가 괜찮은 편이라고 하면서, 앞으로는 점점 더 단순한 일들만 하려고 할 거라고 했다.

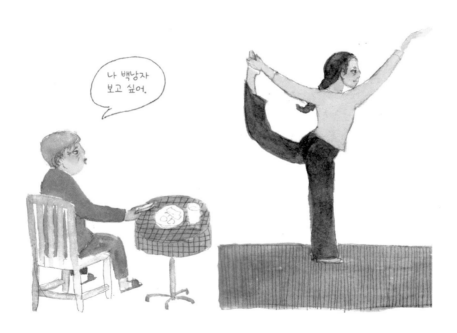

나 백낭자 보고 싶어.

엄마의 드라마 취향은 도무지 종잡을 수가 없었다. 엄마는 원래 사랑 이야기나 일상생활 이야기가 나오는 드라마를 좋아했는데, 언젠가부터 갑자기 총 들고 싸우는 전쟁 드라마를 즐겨 보게 되었다. 내가 언니와 통화를 할 때마다 배경음으로 요란한 총소리와 싸우는 소리가 들렸다.

어느 날 갑자기 총소리가 "허허허, 허허허, 시후의 아름다운 경치는 3월이 최고라네……."라는 노랫소리로 바뀌었다. 엄마가 <신백낭자전기>에 빠져 끊임없이 돌려 보게 된 것이다. 집이 그리 넓지도 않은데 귀가 잘 안 들린다고 엄마가 TV 소리를 엄청나게 키워 놔서, 옆집 사람들도 강제로 <신백낭자전기>를 듣게 되었다. 그리고 그 시기에 나와 언니 둘 다 왠지 모르게 걸핏하면 "시후의 아름다운 경치는 3월이 최고라네" 하는 노래를 부르게 되었다. 특히 언니는 드라마의 "허허허, 허허허……." 소리 때문에 신경쇠약에 걸릴 뻔했다.

엄마는 마침내 〈신백낭자전기〉를 보지 않게 되었다. 한숨 돌린 언니는 엄마에게 마오쩌둥 이야기가 나오는 옛날 영화를 틀어 줬다. 엄마는 영화를 보연서 내용에 대해 품평했다.

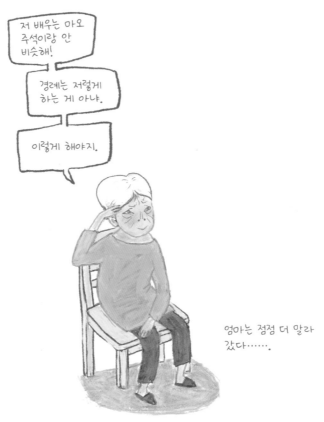

저 배우는 마오 주석이랑 안 비슷해!

경례는 저렇게 하는 게 아냐.

이렇게 해야지.

엄마는 점점 더 말라 갔다…….

赤銀 2019. 7. 21

2019년 설에 언니는 엄마와 함께 내 집에 와서 명절을
보냈다. 오기 전에 언니는 엄마에게 내 집에 오면 TV를 볼
수 없다고 일러 뒀다. 엄마는 알겠다고 했다. 우리는
엄마가 하루 종일 TV를 보는 버릇을 고칠 수 있기를
바랐지만, 역시나 우리였다. 환경이 바뀌자 엄마는 아주
불안해했다. 우리는 이대로 포기해야 할까 하고
망설이다가, 결국은 한동안 더 관찰해 보기로 했다.

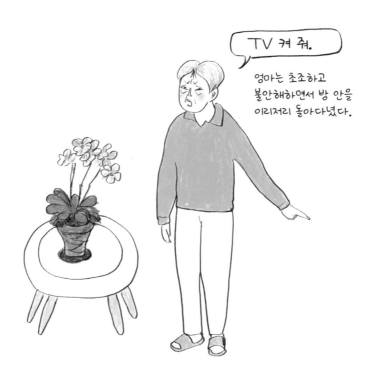

TV 켜 줘.

엄마는 초조하고
불안해하면서 방 안을
이리저리 돌아다녔다.

언니가 외출했다 하면 엄마는 곧바로 TV를 켰다. 나는
엄마를 말렸지만, 엄마는 나를 한번 쳐다보고는 내 존재를
완전히 무시하고 아무 말도 없이 TV를 켰다.

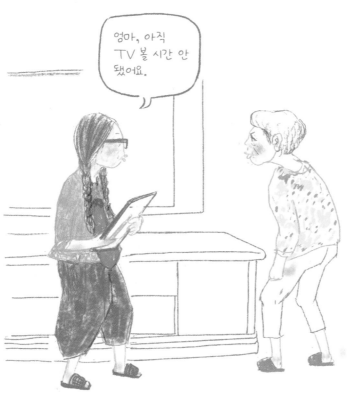

313

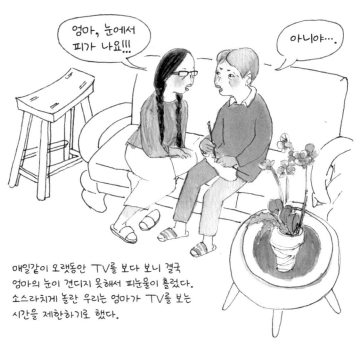

매일같이 오랫동안 TV를 보다 보니 결국
엄마의 눈이 건디지 못해서 피눈물이 흘렀다.
소스라치게 놀란 우리는 엄마가 TV를 보는
시간을 제한하기로 했다.

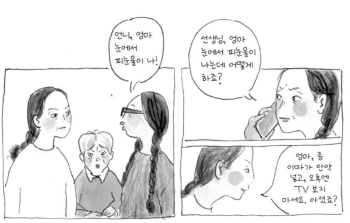

원래 오늘은 퇴원할 수 있을 줄 알았는데, 혈액검사 결과 염증이 아직 완전히 낫지 않았고 칼륨도 약간 부족하다고 해서, 며칠 더 입원해 있어야 하게 되었다.

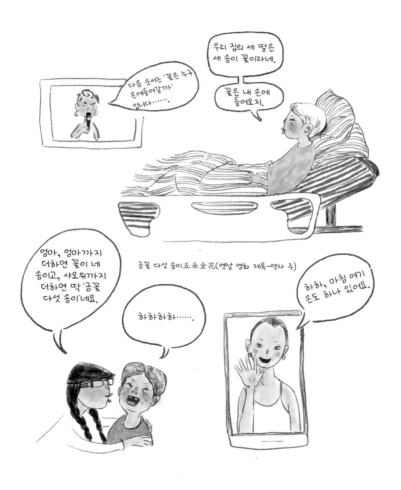

금꽃 다섯 송이五朵金花(옛날 영화 제목 —역자 주)

엄마는 또 〈신백낭자전기〉에 빠져 버렸다. 언니는
웃으면서 "그럼 엄마는 지금 백낭자 보는 것 말고는
좋아하는 게 뭐예요?"라고 물었다. 엄마는 진지하게
한동안 생각에 잠긴 끝에—

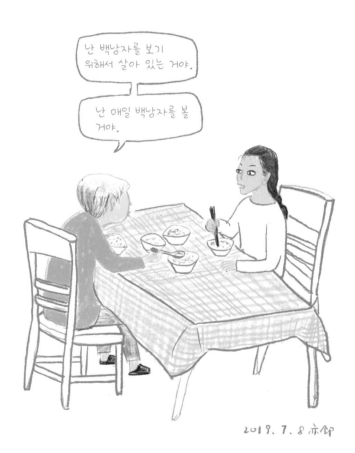

난 백낭자를 보기
위해서 살아 있는 거야.

난 매일 백낭자를 볼
거야.

2019. 7. 8 承卿

〈신백낭자전기〉를 보고 기분이 아주 좋아진
엄마는 손을 씻고 식탁 앞에 앉아 밥 먹기를
기다렸다. 그 모습을 본 언니가 말했다.
"엄마, 아주 즐거워 보이세요!" 엄마는 귀여운
표정을 지어서 언니를 웃게 했다. 하지만 엄마의
두 눈이 새빨개진 걸 본 언니는 크게 걱정이
되었다.

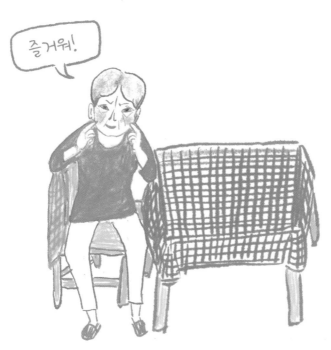

즐거워!

承哲. 2019. 7. 13일

어느 날 언니는 채팅방에서 아주 기쁜 말투로, 마침내 엄마에게 <황제의 딸還珠格格>을 보게 해서 당분간 백낭자와 이별하게 했다고 말했다. 그 시기 동안 언니는 기분이 훨씬 나아졌다. 아무래도 백낭자보다는 샤오옌쯔小燕子(<황제의 딸>의 주인공)이 훨씬 밝고 유쾌하니까.

엄마는 TV를 본 후에 우리와 함께 드라마 내용에 대해 얘기를 나누기도 했다. 나는 가끔은 엄마에 대한 언니의 요구가 너무 엄격한 게 아닌가 싶기도 했다. TV를 볼 때면 엄마는 아주 즐거워했고, 반응 속도도 굉장히 빨라져서 전혀 치매 환자 같지 않았다. 때로는 정말로 그냥 이대로 계속 TV를 보도록 놔두고 싶기도 했다.

언니도 속으로 갈등이 심했다. 하지만 조금이라도 풀어 주면 엄마는 훨씬 더 심해졌다. 그리고 오랫동안 TV를 보게 놔두면 너무 오래 움직이지 않아 엄마의 다리 근육이 퇴화할까 봐 걱정됐다. 게다가 엄마는 자주 눈이 퉁퉁 붓고 자꾸 눈물을 흘렸다. 다들 치매 환자에겐 평소에 하고 싶은 대로 최대한 맞춰 주라고들 하지만, 이건 정말이지 딜레마였다.

샤오옌쯔가 엄마의 표정에 생동감을 불어넣어 줬다! 엄마를 보고
있으면, 그 동안의 영청한 오습은 그냥 영청한 척했던 게 아닐까?
의사가 오진을 한 게 아닐까? 하는 의문들이 또다시 머릿속에
떠올랐다.

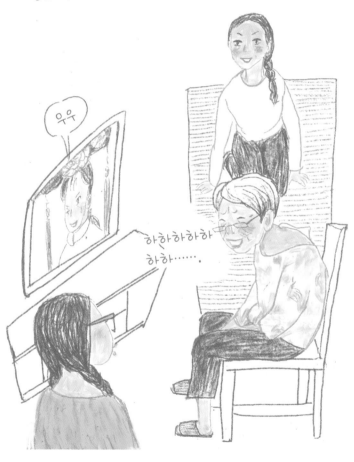

"그럼, 샤오완은 쯔웨이紫薇를 닮았어요, 아니면 샤오옌쯔를 닮았어요?"
"쯔웨이."
"언니는요?"
"언니도 쯔웨이를 좀 닮았지."
"저는요? 저도 쯔웨이를 닮았어요?"
"너는······. 샤오옌쯔를 닮았지!"
······ 내가 지금 뭐하는 거랑. 이렇게 온 힘을 다해서 내가 엄마가 예뻐하지 않는 자식이란 걸 증명하려고 하다니.

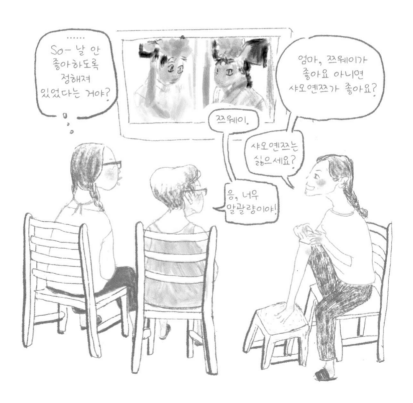

엉아가 점점 더 TV에 빠지고 있어!

원래 그러시지 않았어?

더 심해졌어!

날마다 글씨 쓰고 책 읽는 것 말고는 아무것도 안 하려고 하셔.

그 정도면 괜찮네!

애일같이 이렇게 억지로 시키려니 마음이 너무 안 좋아.

응, 이해해. 혹시 우리가 너무 엄격한 건 아닐까?

그럴지도 올라…….

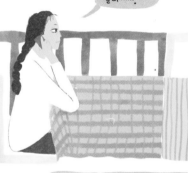

음, 우리도 어릴 때 부모님이 뭘 통제하는 걸 싫어했잖아!

그거랑은 다르지.

그래도 통제를 안 할 순 없어.

언니, 내가 생각한 게 있는데,
차마 말하기가 좀 그래⋯⋯.

얘기해 봐.

우리, 엄마의 남은 수명을 대충
추측해 보자⋯⋯.

그걸 어떻게 추측해?

가정을 하는 거지.
3년? 5년? 10년?

만약 3년이라면, 그냥 엄마
마음대로 하시게 두는 거야.

TV를 보고 싶어 하면
그냥 보시게 두고.

만약에 10년이면, 시간표를
엄격하게 지키게 하는 거지.

하지만 5년밖에 안 남았다면?   ⋯⋯   그럼⋯⋯. 절충을 할까?

상을 주는 식으로 해서, 할일을 잘 했다면 TV를 30분 더 볼
수 있게 하는 거야.

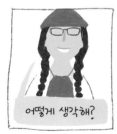

어떻게 생각해?

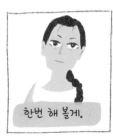

한번 해 볼게.

우슨 일 있으면 꼭
우리한테 말해 줘.
우리 셋이 같이
해결하자.
내가 필요하면
모든 걸 내려놓고
바로 갈게.

5월 3일

5월 4일

5월 5일

……

5월 7일 오전 08:21

칭야

나 못 살겠어!

무슨 일이야?

이린

칭야

음성 통화

여보세요, 언니.

무슨 일이야?

네가 지난번에 말한 상 주는 제도, 그거 실패했어!

아, 엄마가 하고 싶은 대로 놔둘수록 더 엇대로 굴어!

꼭 내가 어릴 때 같아.

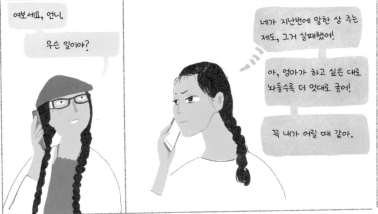

323

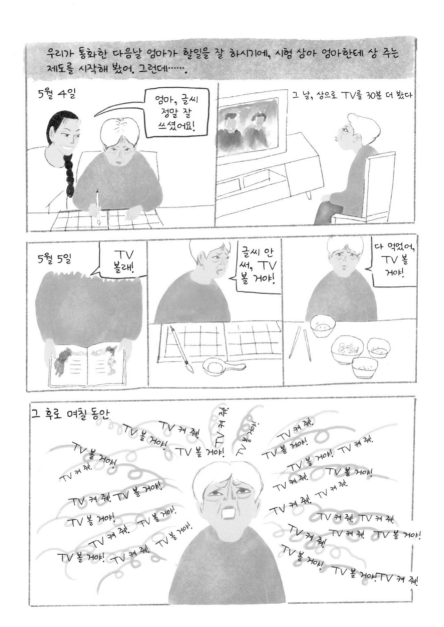

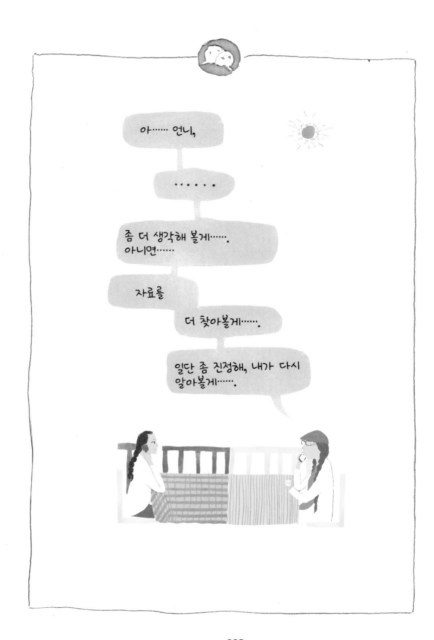

늙은 아이의 어색한 사교

언니는 엄마와 함께 단지 안을 산책하다가 엄마와 비슷한 나이의 이웃을 마주치면 엄마에게 그들과 얘기를 나눠 보라고 권했다. 엄마는 말을 거의 하지 않았지만, 조용히 상대방의 말을 듣고 있다가 이따금씩 간단한 말로 대답했다.

엄마가 친구를 사귀는 방식은 좀 얼떨떨하고 어색했다.

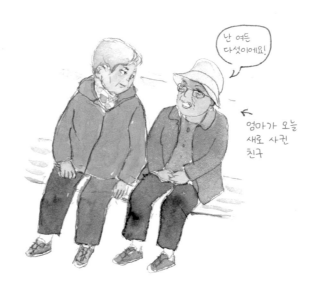

엄마는 새 친구와
다음에 같이 보건
체조를 하기로
약속했다. 엄마는
먼저 나서서 말을
하진 않지만, 항상
상대방의 말에 미소로
답했다.

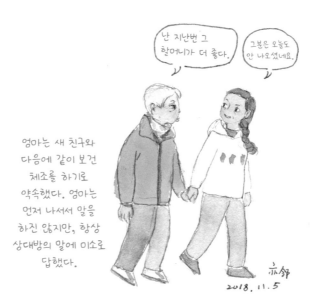

2018. 11. 5

언니는 엄마와 함께 산책을 나갔다.
오늘은 햇빛이 아주 좋아서 볕을 쬐고
있으면 기분이 좋았다. 산책 중에
앞동에 사는 할머니를 마주쳐서 어릴
때 일을 이야기하게 되었다. 그
할머니의 부모님은 둘 다 공산당의 비밀
당원이었는데 국민당의 총에 맞아
죽었다고 한다. 할머니가 고작 서너
살 때의 일이었다고 한다. 엄마는
옆에서 이야기를 듣다가 이따금씩
질문을 했다.

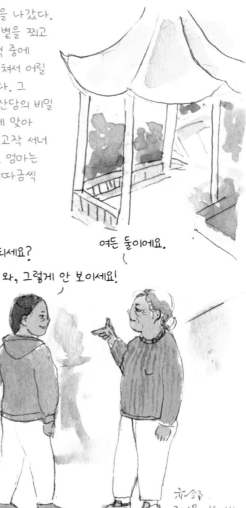

연세가 어떻게 되세요?

여든 둘이에요.

와, 그렇게 안 보이세요!

許誾
2018. 11. 14.

328

언니는 오늘 엄마와 함께 산책을 나가면 지난번에 알게 된, 혁명
열사 자녀인 할머니와 엄마가 둘이서만 대화하게 할 생각이었다.
하지만 아쉽게도 그 할머니는 보이지 않았고, 다른 할머니를 알게
됐지만 얘기가 잘 통하지 않았다.

난 여든이에요!

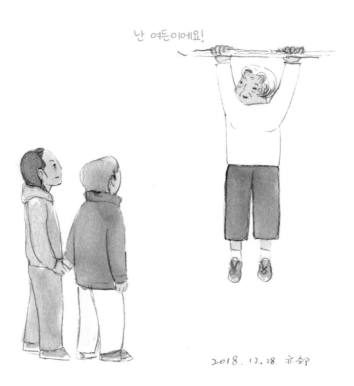

2018. 11. 18. 兪 슬?

329

엄마는 혁명 열사 자녀인 할머니와 마음이 잘 맞았다. 두
사람은 산책을 하다가 마주칠 때마다 꼭 서로 안부를
묻고, 손을 잡고 서로의 얼굴을 마주봤다.

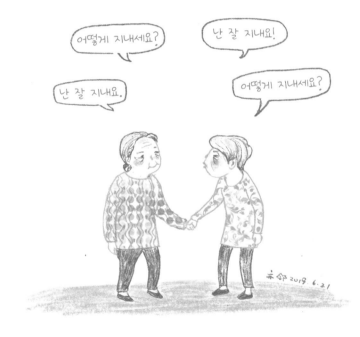

2018년 12월 초에 엄마는 심장에 문제가 생겨 입원치료를 받았다. 퇴원 후에 우리는 엄마와 함께 시골에 있는 작은외삼촌 집에 가서 식사를 했다. 이곳은 엄마가 태어나서 16살 때까지 살았던 곳이고, 엄마가 지금 한결같이 그리워하는 유일한 곳이다. 그 날은 작은이모와 큰외숙모도 왔다. 친척들과 함께 뜰에 앉아 햇볕을 쬐며 즐거운 점심식사를 하면서도, 나는 좀 난처하고 어색한 기분이었다.

룽터우푸龍頭鋪에 정말
오랜만에 왔다. 이곳은
엄마의 고향이자 내가
유년생활을 보낸 곳이기도
하다. 예전의 흔적은
사라졌지만 여전히 친근한
곳이다. 아마 엄마도 그런
느낌 때문에 이곳을 좋아하는
게 아닐까.

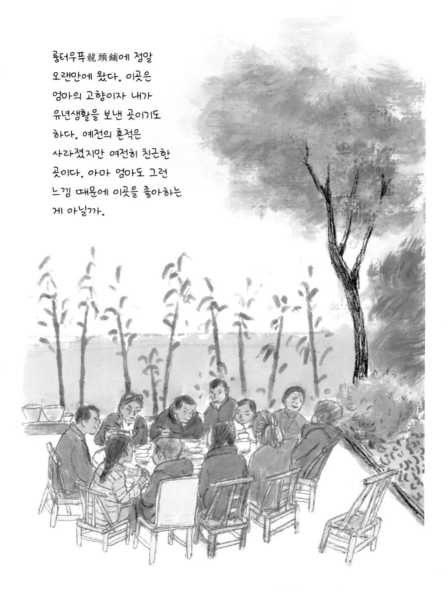

旅邻 2019. 12. 13

우리는 오늘 작은외삼촌 집 뜰에서 식사를 했다. 이곳은 엄마가 지금 한결같이 그리워하는 유일한 곳이다. 엄마는 상을 차리기도 전부터 밥상 앞에 앉아 음식이 나오기를 기다렸다. 그러지 말라고 잡아끌어도 막무가내였다. 나는 아무래도 좀 난처한 기분이었다······.

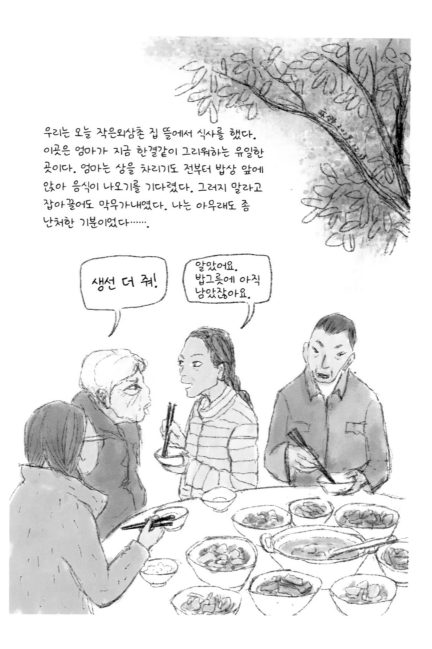

생선 더 줘!

알았어요. 밥그릇에 아직 남았잖아요.

제멋대로인 입원 경험

2019년에 엄마는 입원을 두 번 했다.

2019년 6월에, 엄마는 기침으로 인한 폐감염 때문에 입원을 해야 했다. 엄마의 백혈병을 치료하는 주치의는 엄마가 호흡기내과 쪽으로 입원하면 혹시나 전염병에 걸려 백혈병이 악화될까 봐 엄마를 종양내과로 입원시켰다.

이번에 엄마가 입원해 있는 동안 좀 난처한 일이 있었다. 예전에 엄마는 아빠가 입을 헤 벌리는 버릇이 있는 걸 싫어했다. 하지만 요 일이 년 사이에 엄마도 곧잘 자기도 모르게 입을 헤 벌리고 있게 되었다. 한번은 엄마가 아주 집중해서 TV를 보다가, 자기가 입을 벌리고 있는 걸 알아채자 갑자기 입을 꽉 다무는 모습을 봤다. 나는 이 모습이 재미있어서 언니에게도 좀 보라고 알려줬다. 언니는 자기가 엄마에게 몸가짐에 신경을 써야 한다고 자주 얘기해 준다고 말했다. 엄마는 여전히 이런 부분에 신경을 써야 한다는 걸 알고 있었다. 엄마는 옆 침대에 입원한 아줌마가 입을 벌리고 자는 걸 보고서, 그 사람을 바로 앞에 두고 우리에게 그걸 화제로 삼아 이야기를 했다. 나는 좀 난처했지만, 사실은 마음속으로 조금 기쁘기도 했다. 그건 엄마가 아직도 몸가짐에 꽤 신경을 쓴다는 뜻이었기 때문이다.

엄마는 막 입원한 이틀 동안은 그래도 꽤 차분했고 치료에도 잘 협조했다. 하지만 날짜가 지나면서 점점 더 불안해하면서, 하루 종일 TV를 켜 달라고 하거나 아니면 퇴원할 거라고 고집을 부리거나 했다. 어느 날 밤중에, 너무 지친 내가 잠깐 조는 사이에 엄마는 혼자서 병실을 나가 버렸다. 엄마를 찾아서 돌아온 후에는 잠이 싹 달아나 버렸다. 나는 한편으로 자책하면서 한편으로 엄마를 걱정했다.

엄마는 요즘 점점 더 자기중심적으로 변하고 있다. 좋아하는
것과 싫어하는 것을 전혀 감추지 않고 그대로 표현해서,
정말로 겉과 속이 똑같은 사람이 되었다……
난 엄마에게 말하고 싶었다. "어머니, 그렇게 울으시면 저는
저 환자 가족한테 한참을 설명해야 한단 말입니다!"

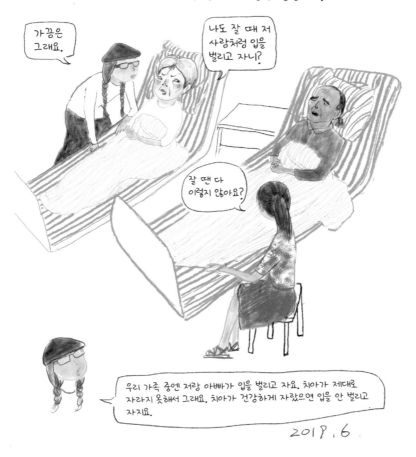

가끔은 그래요.

나도 잘 때 저 사람처럼 입을 벌리고 자니?

잘 땐 다 이렇지 않아요?

우리 가족 중엔 저랑 아빠가 입을 벌리고 자요. 치아가 제대로 자라지 못해서 그래요. 치아가 건강하게 자랐으면 입을 안 벌리고 자지요.

2019. 6.

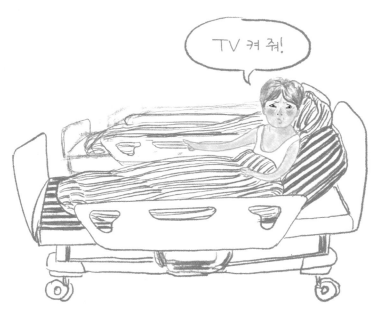

6:00

엄마는 예전엔 남을 아주 배려하는 사람이었지만, 지금은
남에게 상관도 하지 않게 되었다. 엄마는 새벽에 눈을
뜨자마자 TV를 켜 달라고 했다. 그나마 다행인 건
알아듣게 얘기하면 말을 듣는다는 거지만, 10분쯤 지나면 또
똑같은 요구를 한다는 게 문제다.

TV 켜 줘!

2019. 6. 8. 亦帥

한밤중에 간호사가 깜짝 놀라 소리치는 소리에 잠에서
깼다. "할머니는 어느 병실 환자인데 혼자 나왔다가 옷
찾아 들어가고 있는 거예요?!" 침대에 엄마가 없는 걸 본
나는 놀라서 온몸에 식은땀이 났다.

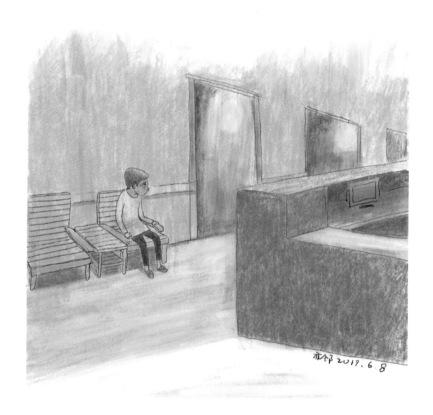

엄마는 우리가 아무리 설득해도 병원에 더 있으려 하지 않고, 반드시 집에 돌아가야겠다고 고집을 부렸다. 우리는 어쩔 수 없이 엄마를 데리고 집으로 돌아왔다. 돌아온 날 밤에 나와 언니는 엄마와 함께 베란다에 나가 밤하늘을 바라봤다. 엄마는 달을 가리키며 한 글자씩 또박또박 몇 마디를 말했는데, 그 말을 쭉 이어 보니 낭만적이면서도 현실적이고, 또 아름다운 시가 되었다. 이런 모습을 보니 나는 내 눈앞의 할머니와 '치매'라는 말을 도무지 연결시킬 수가 없었다.

엄마의 모습이 너무 정상적이라, 나는 의사가 오진한 게 아닌가 의심했다.

하지만, 엄마는 곧바로 행동으로 내 환상을 깨 버렸다.

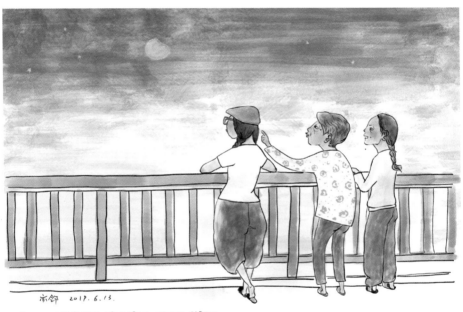

우리 세 사람은 베란다로 나왔다. 엄마가 말했다.
"저기 봐. 달이 반쯤 떴네. 저쪽 하늘엔 아직 별이 반짝이고. 밖에 나가서 하늘을 본다면,
하늘 가득한 별을 볼 수 있을 거야. 맞은편에 있는 집을 좀 봐라. 층층이 불을 밝혀 놨지……
이런 건 병원에선 볼 수가 없는 거야."

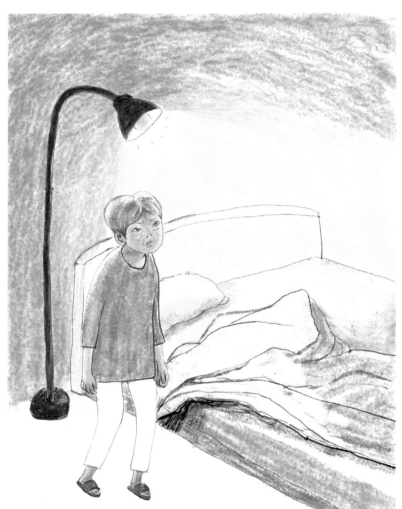

어젯밤에, 엄마는 9시 좀 넘어서 일어나서 거실로 나가 30분 동안 TV를 보더니 다시
방으로 돌아와 잠들었다. 그러더니 새벽 세 시에 다시 일어나서는 방 밖으로 나가지 않고
방 안을 서성거렸다. 언니는 앞은편 방에서 올래 엄마를 지켜보느라 잠도 자지 못했다.

亮상 2018. 6. 26

340

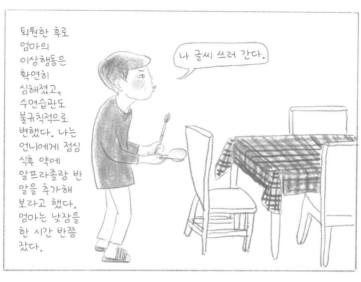

퇴원한 후로 엄마의 이상행동은 확연히 심해졌고, 수면습관도 불규칙적으로 변했다. 나는 언니에게 점심 식후 약에 알프라졸람 반 알을 추가해 보라고 했다. 엄마는 낮잠을 한 시간 반쯤 잤다.

나 글씨 쓰러 간다.

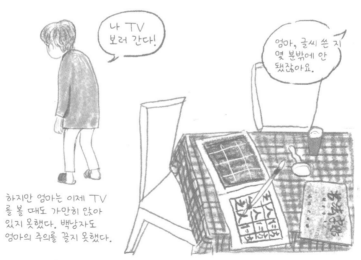

나 TV 보러 간다!

엄마, 글씨 쓴 지 몇 분밖에 안 됐잖아요.

하지만 엄마는 이제 TV 를 볼 때도 가만히 앉아 있지 못했다. 백낭자도 엄마의 주의를 끌지 못했다.

2019년 12월에 엄마는 두 번째로 입원을 했다.

12월 5일, 엄마는 저녁 7시에 벌써 잠자리에 들었다가, 10시 반쯤에 일어나 언니에게 입원을 해야겠다고 말했다. 심장이 두근거린다는 거였다. 언니는 엄마의 다리가 부어 있는 걸 보고, 다음날 엄마를 데리고 병원에 가서 심장내과에 입원수속을 했다. 주치의는 엄마가 제일 신뢰하는 저우周 선생님이었다.

엄마는 언니에게 말했다. "네 아빠처럼 그럴까 봐 무섭다. 난 입원하고 싶어." 이 말을 할 때 엄마는 정신이 아주 맑았다.

하지만 입원한 바로 그날, 엄마는 언니에게 집에 있으면 좋은 점을 하나하나 늘어놓았다. 집에 가면 간식으로 먹을 해바라기씨도 있고, 견과도 있고, 카드놀이를 같이 해 주는 아르바이트생도 오고……. 한마디로, 퇴원하고 집에 가야겠다는 거였다. 엄마는 이제 아무데도 아프지 않다고 했다.

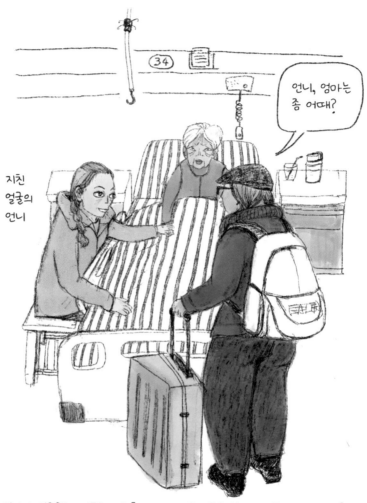

엄마가 입원했다. 심장이 안 좋다면서 스스로 입원하겠다고 알렸다. 내가 서둘러 병원에 도착했을 때 엄마는 TV를 보고 있었다. 엄마는 나와 잠깐 마주보더니 곧바로 TV 쪽으로 고개를 돌렸다. 얼굴에 떠올랐던 한 가닥의 기쁜 표정은 순식간에 사라져 버렸다.

赤邻 2019. 12. 8日

343

엄마가 이번에 입원해 있는 동안 나는 엄마를 간호하면서 평소에 언니가 얼마나 고생하는지 알 수 있었다. 엄마는 한시도 가만히 있지 않고 밤낮으로 뒤척이고, 한밤중에도 먹을 걸 달라고 했다. 치매의 무서운 점은, 이 병이 사람의 기억을 빼앗고 감정을 조각내 버릴 뿐만 아니라, 한 사람이 몇십 년에 걸쳐 부단히 공부해서 쌓아올린 수양과 자존심, 심지어 수치심까지도 앗아가 버린다는 것이다.

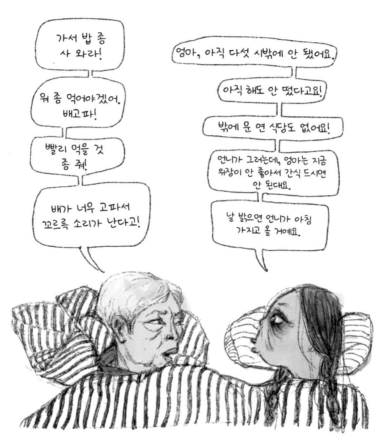

엄마는 어젯밤에 계속 화장실에 가다가, 새벽이 되자 계속 먹을 걸 달라고
했다. 얼마 자지도 않고 일어나서는 또 먹을 걸 찾았다.

麻金8 2019. 12. 9.

33호 병상에 입원한 사람은 당뇨병 환자였다. 하루 저녁에만 혈당을 몇 번이나 쟀는데, 그럴 때마다 혈당이 낮아서 뭘 많이 먹어야 한다고 했다. 엄마는 그것 때문에 자극을 받아 끊임없이 먹을 걸 달라고 했다.

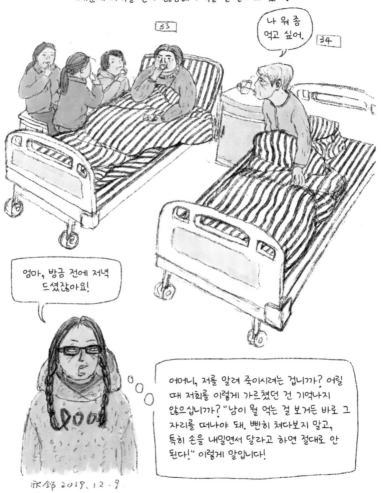

엄마, 방금 전에 저녁 드셨잖아요!

나 뭐 좀 먹고 싶어.

33

34

어머니, 저를 말려 죽이시려는 겁니까? 어릴 때 저희를 이렇게 가르쳤던 건 기억나지 않으십니까? "남이 뭘 먹는 걸 보거든 바로 그 자리를 떠나야 돼. 빤히 쳐다보지 말고, 특히 손을 내밀면서 달라고 하면 절대로 안 된다!" 이렇게 말입니다!

亦舒 2019. 12. 9

346

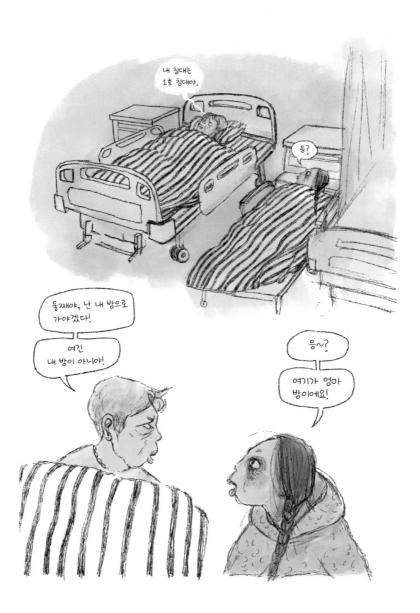

347

밤새 그렇게 난리를 치고서, 날이 밝은 후에도 엄마는 온갖 방법을 썼다. 엄마는 우리가 잠깐 한눈을 판 사이에 링거액이 나오는 속도를 제일 빠르게 조절했다. 아무리 봐도 치매 걸린 노인 같지가 않았다. 사람의 뇌란 정말 알 수 없는 물건이다.

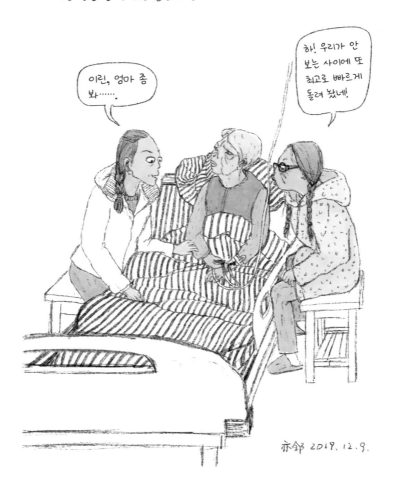

이런, 엄마 좀 봐…….

하! 우리가 안 보는 사이에 또 최고로 빠르게 돌려 놨네!

赤羽 2019. 12. 9.

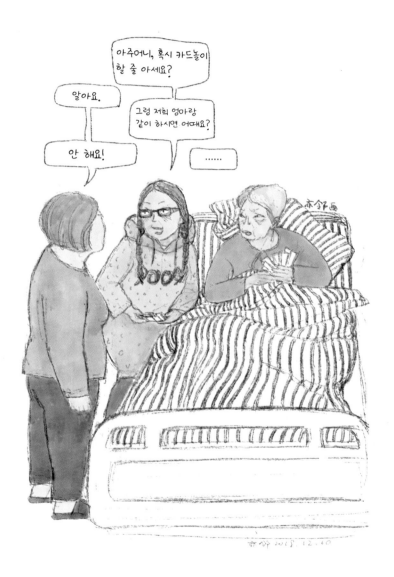

"안 해요"라고 말할 때, 그 아주머니의 말투에는 분명한 조소와 무시가 담겨 있었다. 그녀의 말투 때문에 나는 아주 슬펐고, 조금은 화가 나기도 했다. 나는 애써 감정을 억누르고, 그냥 그 사람을 상대하지 않았다. 하지만 그 일이 생각날 때마다 마치 목구멍에 가시가 걸린 것 같았다. 아마 이런 것도 환자 가족이 함께 겪는 '병적 수치심' 때문일 것이다.

 엄마는 이번 입원 때도 6월에 입원했을 때와 놀라울 정도로 비슷한 모습을 보였다. 퇴원하고 돌아온 날, 엄마는 식사 전에 기도를 할 때 특별히 나를 위해서 기도했다. "주님, 둘째가 건강하도록 보살펴 주세요." 식사를 하면서 나는 엄마를 즐겁게 하기 위해 엄마에게 우리 세 자매 중에 누가 제일 불효녀인지 물어봤다. 엄마는 대답하지 않고 의미심장하게 웃기만 했다. 그런 엄마 모습은 너무나 정상적으로 보였다. 사실 엄마는 마음속에 줄곧 확실한 답을 가지고 있었을 것이다. 언니는 엄마가 제일 믿고 의지하는 대상이지만, 나는 어릴 때부터 엄마에게 미덥지 못한 딸이었고, 그건 지금까지도 변하지 않았다…….

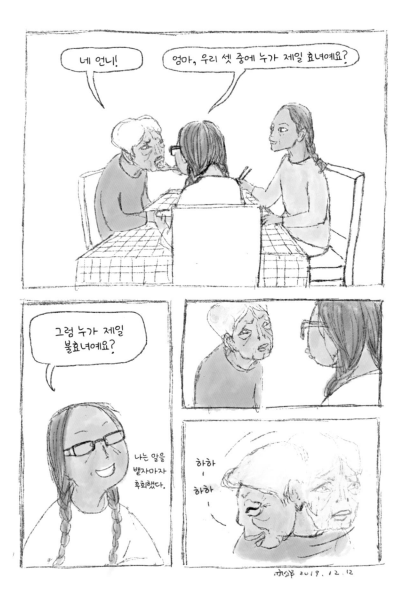

351

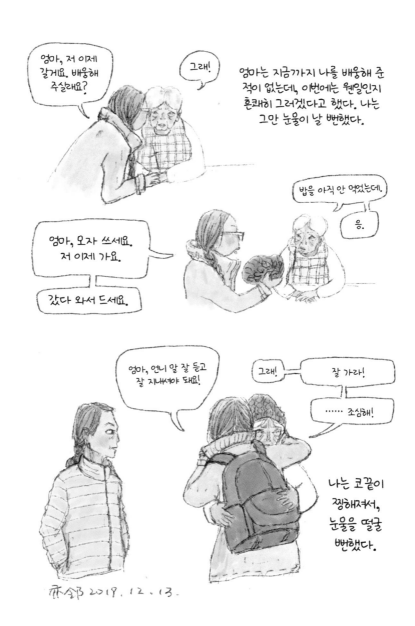

이번에 내가 집을 떠날 때 엄마는 뜻밖에도 흔쾌히 나를 배웅하러 나오겠다고 했다. 아빠가 떠난 후로 처음 있는 일이었다.

엄마에게 언니 말을 잘 들으라고 말할 때마다 나는 말로는 표현할 수 없는, 어딘가 나를 좀 불편하게 만드는 그런 복잡한 기분이 들었다.

하지만 엄마는 내 말에 순순히 알겠다고 대답하고, 내게 가는 길에 조심하고 집에 잘 들어가라는 인사까지 했다. 그런 엄마 모습이 너무 정상적으로 보여서, 나는 한순간 엄마가 마치 예전의 엄마로 돌아온 것 같다는 착각이 들었다.

먹을 때만 기다리고, 먹을 걸 요구하고,
몰래 먹고, 날것을 먹고

　이번에 퇴원한 후로, 언니는 더 이상 엄마에게 온갖 방법을 써서 음식을 먹으라고 권할 필요가 없어졌다. 엄마가 마치 걸신들린 어린아이처럼 아무리 먹어도 모자라다고 하게 됐기 때문이다. 먹을 것에 대한 엄마의 열정은 우리가 엄마에 대해 알고 있는 범위를 훨씬 넘어섰다. 엄마는 먹을 것이기만 하면 뭐든 가리지 않았고, 주는 음식은 마다하지 않고, 전혀 절제하지 않고 요구했다. 매일 매 시간, 매 순간 먹을 때만 기다리는 것 같았다.

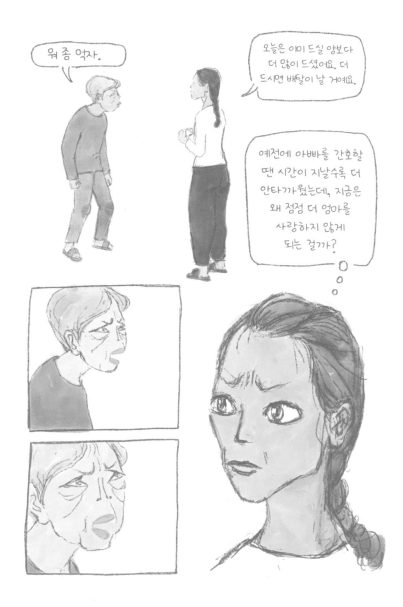

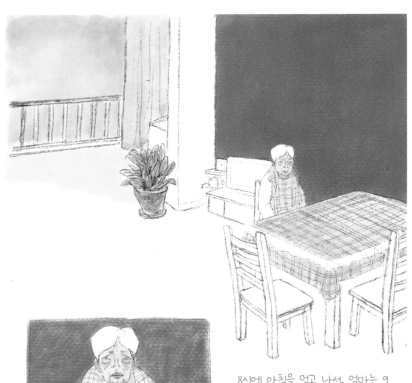

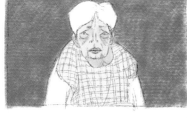

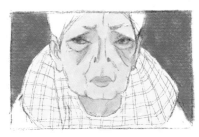

8시에 아침을 먹고 나서, 엄마는 9
시 반에 벌써 턱받이를 두르고
식탁에 앉아 점심 먹기를
기다린다……
먹을 것에 대한 열의가 이미 TV
에 대한 열의를 대신하게 됐다.
엄마의 생기라고는 전혀 없는
얼굴과 텅 빈 눈빛을 보니, 마음이
뭐라 말할 수 없이 복잡하다……

亦染 2018. 12. 15

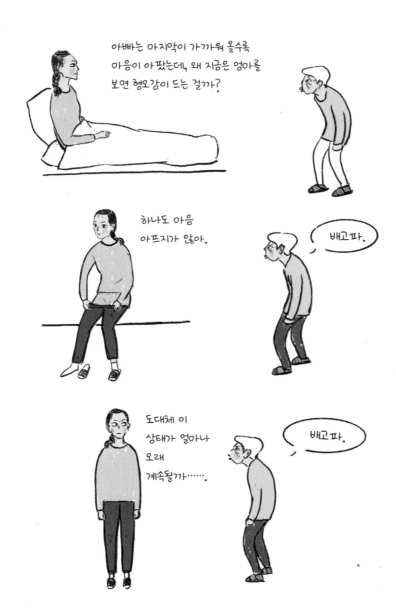

아빠는 마지막이 가까워 올수록
마음이 아팠는데, 왜 지금은 엄마를
보면 혐오감이 드는 걸까?

하나도 마음
아프지가 않아.

배고파.

도대체 이
상태가 얼마나
오래
계속될까⋯⋯.

배고파.

357

아예 엄마한테 영양가 있는 음식을 해 드리지 말고, 흘러가는 대로……

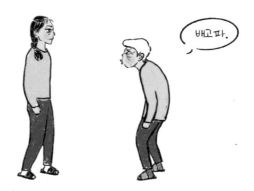

배고파.

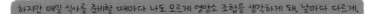

하지만 매일 식사를 준비할 때마다 나도 모르게 영양소 조합을 생각하게 돼. 날마다 다르게.

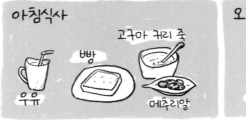

아침식사

우유 · 빵 · 고구마 귀리 죽 · 에추리알

오전 간식

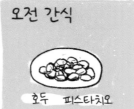

호두 · 피스타치오

점심식사

생선두부찜 · 갈비탕 · 찐 호박 · 고구마잎 나물 · 쌀밥

오후 간식

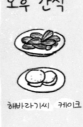

해바라기씨 · 케이크

저녁식사

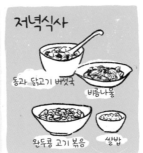

동과 닭고기 버섯국 · 비름나물 · 완두콩 고기 볶음 · 쌀밥

엄마가 냉장고 안에 든 생 호박을 몰래 먹었다. 엄마가 비정상적인 음식을 먹은 건
이게 처음이었다. 언니가 왜 가위를 들고 있느냐고 묻자, 엄마는 호박이 너무 커서
잘라서 먹으려고 한다고 대답했다……. 인터넷에서 주문한 냉장고 자물쇠가 아직
배송되지 않은 사이에 일어난 일이다. 정말 초조해 죽겠다!

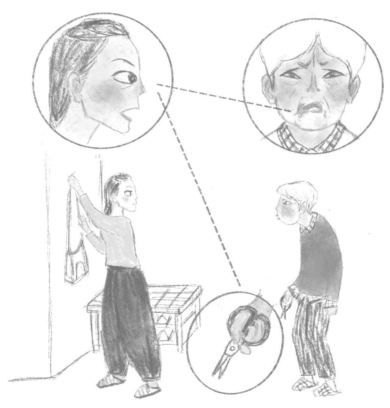

언니는 외출에서 돌아오자마자 엄마가 뭔가를 몰래 먹은 흔적을 발견했다.

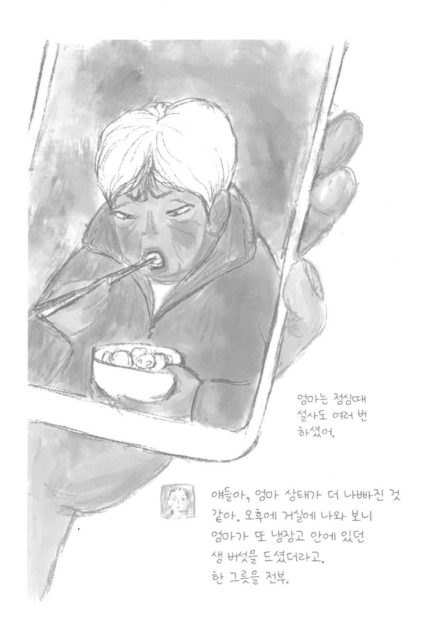

엄마는 점심때
설사도 여러 번
하셨어.

애들아, 엄마 상태가 더 나빠진 것
같아. 오후에 거실에 나와 보니
엄마가 또 냉장고 안에 있던
생 버섯을 드셨더라고.
한 그릇을 전부.

언니는 밖에 쓰레기를 버리러 나갔다가
예전 동료를 마주쳐서 잠시 이야기를
나눴다……

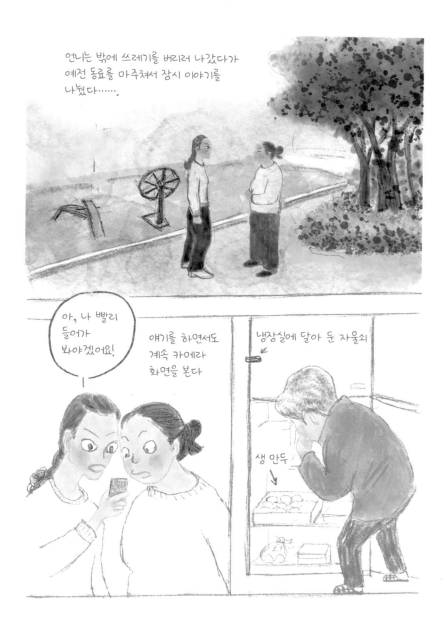

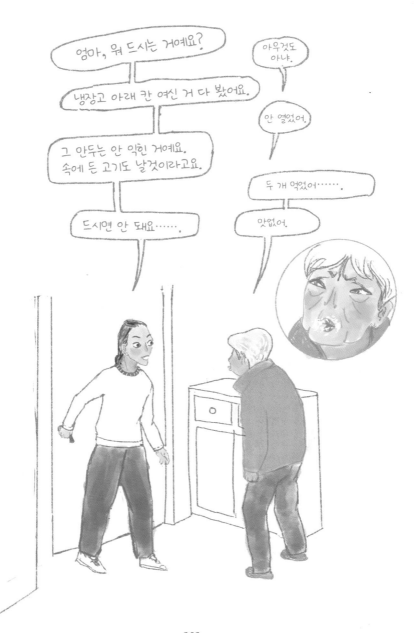

엄마는 요 며칠 동안 냉장고 안에 든 남은 음식과 생 호박과
생 버섯을 먹었다. 그러는 동안 언니의 부정적인 감정도 점점 더
커졌다. 그러다가 오늘 결국 생 만두를 먹는 지경까지 오자,
언니는 오히려 갑자기 차분해졌다.

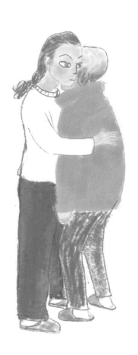

다음날 아침, 언니는 채팅방에서 우리에게 말했다. "난 아마 지금에 와서야 정말로 엄마가 병에 걸렸다는 걸 받아들인 것 같아."

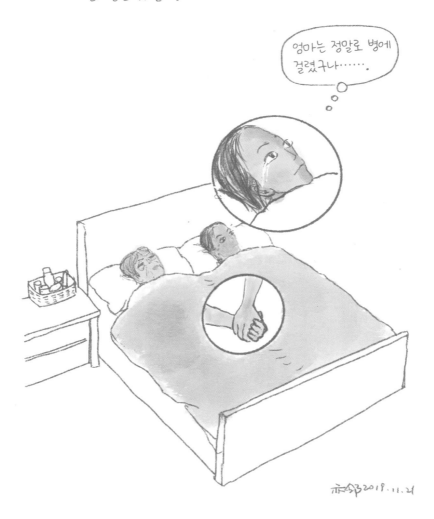

마법의 빨간 신을 신은 소녀처럼

엄마의 '무한 반복' 모드는 일단 시작되면 멈출 줄을 몰랐다. 밤이고 낮이고 할 것 없이 누웠다가 일어났다가 누웠다가 일어났다가…… 타박타박 …… 타박 타박……. 엄마는 마치 동화에 나오는 마법의 빨간 신을 신은 소녀처럼, 지쳐 쓰 러질 지경이 되었는데도 걸음을 멈추지 못하는 것 같았다.

엄마의 '무한 반복' 모드는 단계적이었고, 언니의 감정도 나빠졌다가 나아졌 다가를 반복했다. 언니는 매번 감정 변화가 반복되는 과정 속에서 부단히 인내심 의 한계를 극복했다. 가끔씩은 어쩔 수 없이 감정이 폭발하긴 했지만, 언니는 한 번, 또 한 번 한계를 극복하면서 점점 더 평온해졌다.

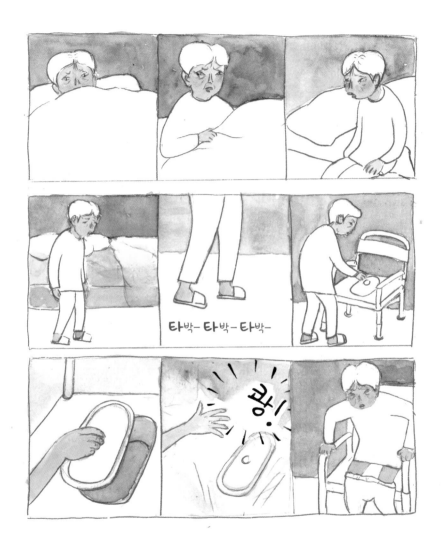

타박- 타박- 타박-

쾅!

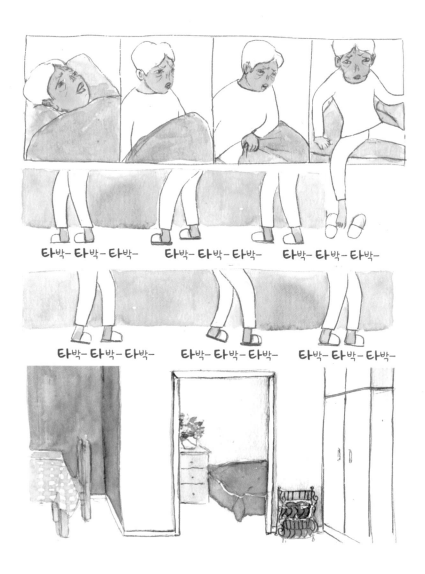

타박- 타박- 타박-   타박- 타박- 타박-   타박- 타박- 타박-

타박- 타박- 타박-   타박- 타박- 타박-   타박- 타박- 타박-

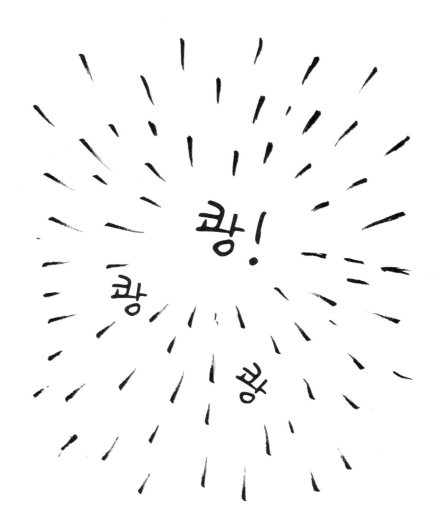

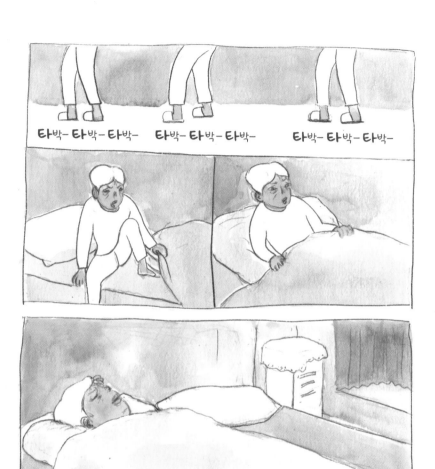

타박- 타박- 타박-　　타박- 타박- 타박-　　타박- 타박- 타박-

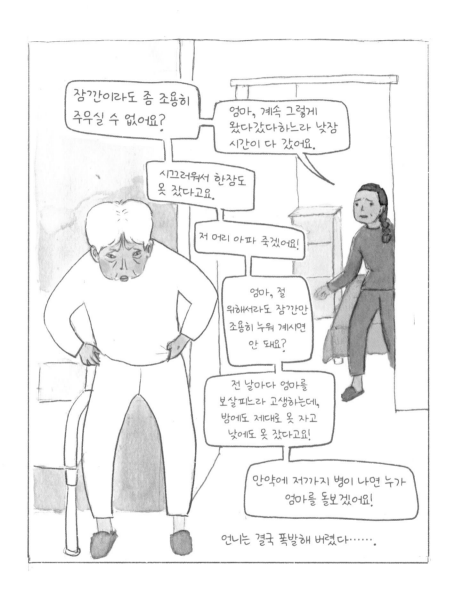

어떡해야 해?

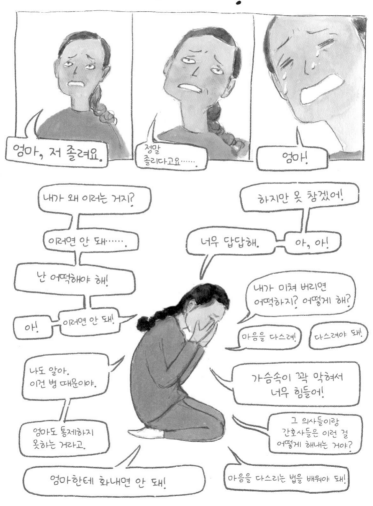

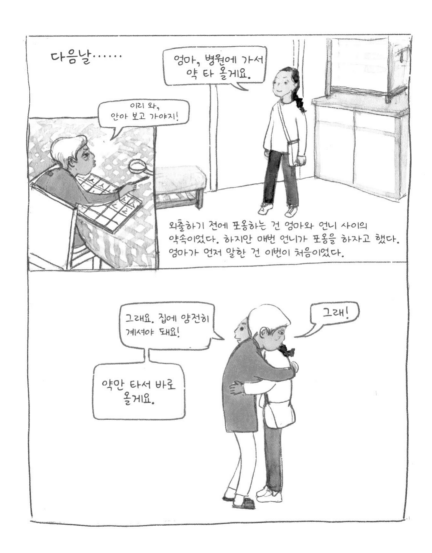

다음날……

엄마, 병원에 가서 약 타 올게요.

이리 와, 안아 보고 가야지!

외출하기 전에 포옹하는 건 엄마와 언니 사이의 약속이었다. 하지만 매번 언니가 포옹을 하자고 했다. 엄마가 먼저 말한 건 이번이 처음이었다.

그래요. 집에 얌전히 계셔야 돼요!

그래!

약만 타서 바로 올게요.

11월 26일 밤에 엄마는 다시 무한 반복 모드에 들어갔다. 엄마는 마치 무슨 영구기관처럼 자정이 되어도 멈추지 않았다. 언니는 계속 시달린 끝에 기진맥진해져 그냥 엄마가 하는 대로 놔뒀다. 그런데 엄마는 그러다가 그만 넘어지고 말았다.

다음날 아침 일찍 병원에 갔더니, 의사는 상처가 꽤 깊다면서 파상풍 주사를 놔 주고, 1주일간 입원치료를 받으라고 했다. 의사는 다행히 언니가 응급처치를 제때 해서 상태가 좋다고 말했다. 입원했다고는 하지만, 언니는 매일 밤 엄마를 데리고 집에 와서 잤다.

27일에는 언니도 엄마도 편안하게 푹 잤지만, 28일 밤에 엄마는 또다시 무한 반복 모드를 시작했다. 불안해서 밤새 한잠도 못 잔 언니는 다음날 어쩔 수 없이 간병인을 불렀다. 이 간병인은 힘도 세고 목소리도 아주 컸다. 이상하게도 엄마는 언니가 옆에 없을 때 오히려 아주 조용했고, 취침시간도 잘 지켰다. '무한 반복' 모드도 잠깐 꺼 둔 것 같았다.

엄마는 그 간병인이 무서워서 이렇게 순종적으로 굴었던 걸까? 이 일을 알게 되었을 때, 나는 아주 슬퍼서 당장 집으로 가고 싶었다. 하지만 이 당시에 내 시어머니도 병원에 입원해 있었다. 뇌에 혹이 두 개 생겨 수술을 해야 할지도 모른다고 했다. 그래서 나는 언제든 집에 갈 수 있도록 준비한 채 대기하고 있어야 했다. 중년이란 원래 하늘이 마음대로 때려도 그대로 맞고 있어야 하는 시기가 아닌가!

12월 1일에, 엄마는 퇴원하자고 고집을 부리면서 언니에게 집에 돌아가면 말을 잘 듣겠다고 필사적으로 약속했다. 언니는 병실에 사람이 많아 엄마가 불안해하는 걸 보고 엄마를 데리고 집으로 돌아왔다. 집에 돌아온 엄마는 언니에게 카드놀이 하는 법을 가르쳐 주겠다고 했다. 밤 10시 좀 지나서 엄마는 다시 '무한 반복' 모드를 시작했다. 밤 12시에 일어나서는 글씨를 쓴다, 책을 읽는다, 다시 글씨를 쓴다, TV를 본다 하면서 새벽 3시까지 돌아다녔다. 언니는 미쳐 버릴 지경이었다. 엄마는 밤낮이 바뀐 것처럼 굴었다. 언니는 며칠 동안이나 잠을 제대로 자지 못해서 날마다 구름 위에 떠 있는 것처럼 멍해 있었다. 설상가상으로 파트타임 간병인도 더 이상 못 오겠다고 했다.

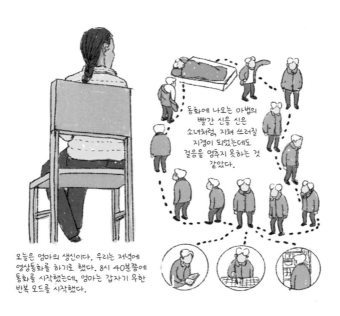

동화에 나오는 마법의 빨간 신을 신은 소녀처럼, 지쳐 쓰러질 지경이 되었는데도 걸음을 멈추지 못하는 것 같았다.

오늘은 엄마의 생신이다. 우리는 저녁에 영상통화를 하기로 했다. 8시 40분쯤에 통화를 시작했는데, 엄마는 갑자기 무한 반복 모드를 시작했다.

우한 반복을 반복하던 엄마는 밤 12시에 갑자기 글씨쓰기를
할 거라고 했다. 언니는 너무 지쳐서 엄마가 하는 대로
놔뒀다. 언니가 잠깐 화장실에 간 사이에 엄마는 그만
넘어져서 이마가 찢어졌고, 다리도 다쳤다.

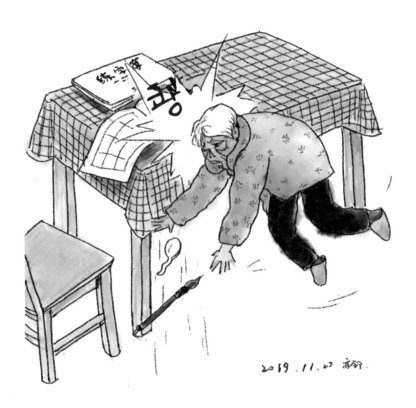

엄마가 1주일간 입원치료를 받아야 해서, 언니는 예전에 아빠를 간병했던 간병인에게 연락해 엄마의 간병을 맡아 달라고 했다. 집에 갔다 왔다 하면 상처에 좋지 않기 때문에 오늘밤은 간병인이 엄마와 함께 병원에서 자기로 했다. 간병인은 엄마가 아주 얌전하다며, 주사를 맞은 후에 휠체어에 앉은 엄마를 데리고 산책을 나갔는데 꽤 협조적이었다고 했다. 덕분에 언니는 집에서 하룻밤 푹 쉴 수 있게 되었다.

나는 집에 가서 잠깐이라도 언니의 역할을 대신해 주고 싶었지만, 언니는 일단 오지 말고 며칠 더 지켜보자고 했다. 그래서 나는 언제라도 집에 갈 수 있게 준비해 둔 상태로 대기하게 되었다.

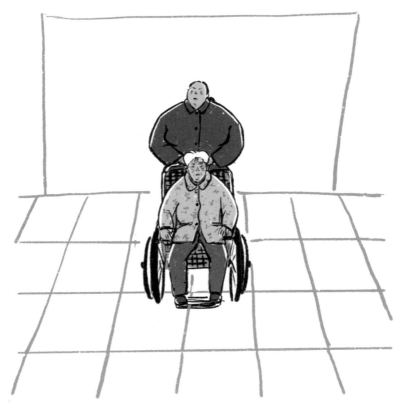

언니는 간병인이 자기 생각대로 엄마가 복용할 약의 양을
늘리고, 엄마에게 때맞춰 약을 먹이지도 않는 걸 발견했다.

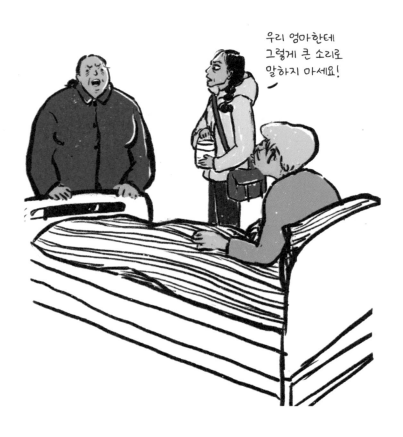

우리 엄마한테
그렇게 큰 소리로
말하지 마세요!

엄마가 날마다 집에 가자고 고집을 부려서 언니는 어쩔
수 없이 엄마를 데리고 집으로 돌아왔다. 언니는 매일 집
근처 병원에 엄마를 데리고 가서 드레싱을 갈고 주사를
맞췄다. 더 이상 주사를 맞지 않게 된 후로는 언니가
집에서 직접 드레싱을 갈아 줬다. 언니는 동네 병원
간호사의 손길이 너무 거칠다고 늘 생각했다.

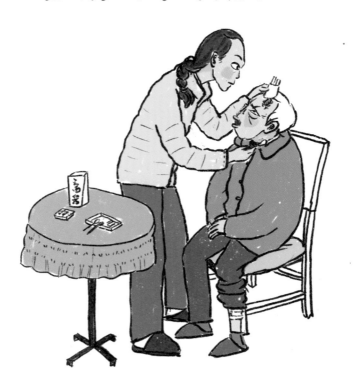

엄마가 가능한 한 '무한 반복' 모드를 켜지 않게 하기 위해, 나는 가정의학과 전문의이자 쓰촨대학四川大學 심리학과 교수인 후빙샹 선생님에게 문의를 했다. 후 선생님은 내 얘기를 듣더니, 내가 말한 대로라면 사실상 지금 엄마는 그렇게 운동을 많이 하는 편은 아니라고 하면서, 엄마가 그렇게 행동하는 걸 그냥 운동 하는 거라고 생각하고 하는 대로 두라고 말했다. 만약 엄마가 움직이지 않고 가 만히만 있으면 그거야말로 정말 큰 문제라는 것이다. 그보다도 언니를 도와줄 사 람이 꼭 필요하다고, 언니가 반드시 그 일을 내려놓고 숨을 돌려야 한다고 했다.

엄마는 중중도의 치매뿐만 아니라 백혈병도 앓고 있고, 의료보험이 다른 지 역의 것이라서 약을 타고 정산을 할 때마다 아주 복잡한 수속을 거쳐야 했다. 여 기다 서명을 하고 저기다 도장을 받고, 영수증과 신분증을 이곳저곳 우편으로 보내야 하는데, 받는 쪽에서는 말 한 마디만으로 서류를 다시 떼어 보내라고 하 기가 십상이었다. 그러는 동시에 주기적으로 엄마를 데리고 병원에 가서 진찰을 받고, 피검사와 DNA 검사를 하고, 약 때문에 생기는 각종 부작용과 복용 후의 효과를 주의 깊게 관찰해야 했다……. 아무튼 성가신 일이 아주 많았다.

언니에겐 정말 휴식이 꼭 필요했다!

엄마의 병이 돌이킬 수 없는 거라는 걸 언니도 알고는 있지만, 그래도 언니는 여 전히 큰 기대를 품고서 엄마를 적극적으로 보살피고, 엄마에게 글씨쓰기, 그림그리 기, 일기쓰기, 책읽기, 잰말놀이 같은 훈련을 시간 맞춰 엄격하게 시켰다. 엄마의 상 황이 호전되기는커녕 악화되기만 할 뿐이라는 걸 알게 된다면 언니는 슬퍼하고 실 망하게 될 것이다. 무형의 압력과 구속감이 언니를 질식시키고 있다. 그리고 이런 부 정적인 감정은 자연히 엄마에게도 전달된다. 악순환의 반복인 것이다.

다른 한편으로, 하루 종일 집에만 있으면서 언니는 자기가 사회와 단절되어 사람들과 대화도 할 수 없게 됐다고 느꼈다. 나와 동생은 각자 자기 영역에서 노력하면서 얼마간의 성취를 이루고 있는데, 그에 비해 자기는 날마다 간병인이나 가정부 같은 일만 하고 있으니 어쩔 수 없이 열등감이나 초조함, 자기 자신의 가치에 대한 부정 같은 여러 가지 부정적인 감정을 느끼게 된 것이다. 때때로 너무 견디기 힘들어지면 언니는 외출해서 친구를 만나기도 했다. 하지만 엄마를 내버려두고 외출할 때마다 언니는 아주 불안했고, 강렬한 죄책감도 느꼈다. 그래서 언니는 한동안은 엄마를 보살피기 위해 자기가 제일 좋아하는 요가와 춤도 포기하고, 가끔씩 친구들과 만나 대화를 하는 것도 포기했다. 매일의 생활이 엄마를 둘러싸고 돌아가다 보니 가끔은 어쩔 수 없이 엄마에게 짜증을 내기도 했다. 하지만 짜증을 낸 후엔 또다시 자책을 했고, 심지어 죄책감 때문에 꿈에서 아빠를 보기도 했다. 그럴 때면 언니는 쓸데없는 생각이 더 많이 들었다.

언니의 이런 감정과 몸 상태는 엄마에게 영향을 끼칠 뿐만 아니라, 나와 동생까지 불안하고 초조하게 만들었다. 특히 나는 오랫동안 집에 돌아가지 못해 언니와 함께 엄마를 돌보지 못한다는 이유로 크게 자책을 하게 되었다. 가끔은 외출해서 영화를 보거나, 전시회에 가거나, 친구들과 모임을 가질 때도 나는 언니에게 미안한 마음이 들었다. 그리고 나는 언니가 날마다 채팅방에서 해 주는 얘기들에 신경질적일 정도로 예민하게 반응하게 되었다. 아주 작은 변화만 있어도 나는 조건반사처럼 바짝 긴장하고 당황하게 되었다……

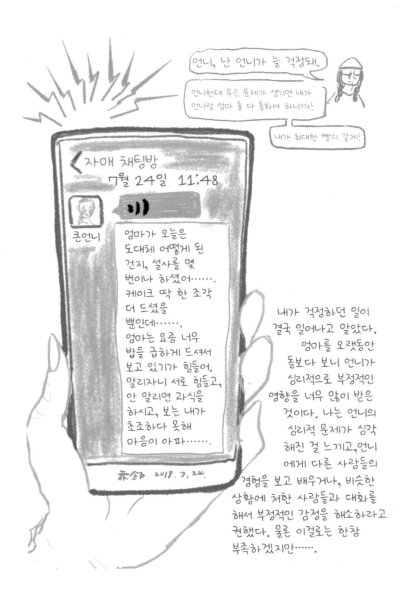

언니, 난 언니가 늘 걱정돼.

언니한테 무슨 문제가 생기면 내가 언니랑 엄마 둘 다 돌봐야 하니까!

내가 최대한 빨리 갈게!

자매 채팅방
7월 24일 11:48

큰언니

엄마가 오늘은 도대체 어떻게 된 건지, 설사를 몇 번이나 하셨어……. 케이크 딱 한 조각 더 드셨을 뿐인데……, 엄마는 요즘 너무 밥을 급하게 드셔서 보고 있기가 힘들어. 알리자니 서로 힘들고, 안 알리면 과식을 하시고, 보는 내가 초조하다 못해 마음이 아파……

赤金子 2018. 7. 24.

내가 걱정하던 일이 결국 일어나고 말았다. 엄마를 오랫동안 돌보다 보니 언니가 심리적으로 부정적인 영향을 너무 많이 받은 것이다. 나는 언니의 심리적 문제가 심각해진 걸 느끼고, 언니에게 다른 사람들의 경험을 보고 배우거나, 비슷한 상황에 처한 사람들과 대화를 해서 부정적인 감정을 해소하라고 권했다. 물론 이걸로는 한창 부족하겠지만…….

사실 엄마가 식사를 할 때 채 다 삼키기도 전에 또 음식을 입 속에 집어넣으면서 급히 먹는 현상은 단계적으로 지속돼 왔다. 하지만 이번엔 언니가 유난히 걱정을 했다. 내가 우려하던 일이 일어나고 말았다. 언니의 마음속에 부정적인 감정이 너무 많이 쌓여서 더 이상 이겨낼 수 없을 정도가 된 것이다.

그날 오후에 나와 샤오완은 따로따로 언니에게 전화를 해서 오랫동안 통화를 했다. 우리와 수다를 떠는 사이에 언니의 마음은 천천히 평온해졌다. 나는 내가 빨리 집으로 가서 언니를 쉬게 해 주는 것밖에는 다른 방법이 없다는 걸 알고 있었다. 그래서 나는 언니에게, 내가 가기 전까지 내가 집에 일부러 남겨둔 책을 잘 읽어 보라고 했다. 나는 책에도 언니가 지금 처해 있는 상황과 심리상태와 같거나 비슷한 예와, 그에 대응하는 해결방법이 적혀 있다고 알려줬다.

마침 그 때쯤 나는 노인을 간병하던 사람이 간병 과정에서 쌓인 부정적인 감정을 해소하지 못해 극단적으로 발전한 경우의 예를 몇 가지 접했다. 우울증에 걸리거나 정신이상이 온 사람도 있었고, 그 중 한 사람은 자기가 간병하던 노인을 죽이기까지 했다……. 이런 일들을 보고 나는 언니를 더 걱정하게 되었다.

"어떻게 혼자 화장실도 못 가시게 됐어요!"

이번에 퇴원한 후로 엄마는 또 다른 이상행동을 하기 시작했다. 나는 엄마가 걱정되어 집에 한번 다녀왔는데, 내가 다녀온 후로 언니가 애써서 정해 뒀던 배변 규칙이 다시 무너져 버렸다.

언니가 심적으로 너무 힘들어 하는 걸 보고 나는 내가 자주 집에 가서 언니와 교대를 하겠다고 했다. 하지만 언니는 나와 동생이 한번 다녀갈 때마다 다시 긴 시간과 노력을 들여야만 엄마의 놀이와 식사 규칙을 바로잡을 수 있다고 말했다. 어쩌면 좋을까? 내 아들은 반년 후에 대학 입학시험을 본다. 나는 아들 옆에서 그 과정을 함께하고 싶었다. 아들의 시험이 끝나고 나면 나는 집에 오랫동안 가 있을 수 있을 것이다. 하지만 다시 생각해 보면 그것도 적절치가 못하다. 자식 셋 중에서 둘이나 집에 계속 있으면서 노인을 돌보는 건 아무리 봐도 합리적인 일이 아니다. 그렇다고 언니가 계속 자기 생활을 희생하고 엄마를 보살피도록 할 수도 없다. 나와 샤오완은 한참을 의논한 끝에 아무래도 제일 합리적인 방법은 가사도우미를 고용하는 거라는 결론을 내렸다. 파트타임 도우미라도 고용하고, 우리가 가능한 한 집에 자주 돌아간다면 언니도 자기 생활을 조금이나마 찾을 수 있을 것이고, 우리도 우리의 일과 가정을 완전히 놓지 않을 수 있을 것이다. 어쨌든 우리 둘 다 근근이 입에 풀칠하면서 사는 신세라 경제적으로 풍요롭지 않아서 일을 완전히 손에서 놓기는 힘들었다.

언니는 엄마가 도우미가 오는 걸 원하지 않는다고 했다. 사실 나는 언니 본인이 더더욱 낯선 사람이 집에 오는 걸 받아들이지 못한다는 걸 알고 있었다. 엄마는 그래도 대부분의 경우에 언니 말을 잘 들었고, 가끔은 언니의 환심을 사려고 하는 모습까지도 보였다.

"엄마는 요즘 뭘 하든 너무 급해."
"언니, 마음이 초조해서 그럴 수도 있어. 용변을 다 보기도 전에 일어나려고 하는 것도 정확한 판단을 못 해서 그런 것일 수도 있어."

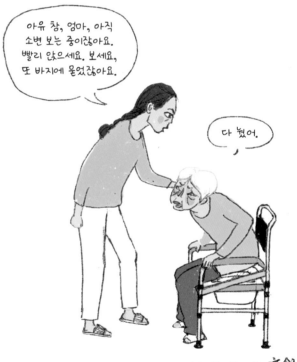

아유 참, 엄마, 아직 소변 보는 중이잖아요. 빨리 앉으세요. 보세요, 또 바지에 묻었잖아요.

다 눴어.

2019. 9. 12. 前斜

오늘 새벽 4시에 엄마는 옷을 다 입고 거실로
나왔다. 하지만 아직 해가 뜨기 전이라 언니도
아직 자고 있는 걸 보고 다시 방으로 돌아가려고
하다가, 잠깐 비틀거리다가 좌변기를
붙잡았다.

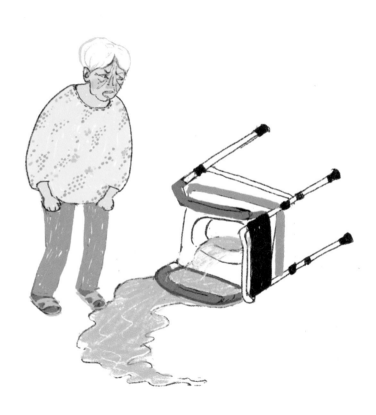

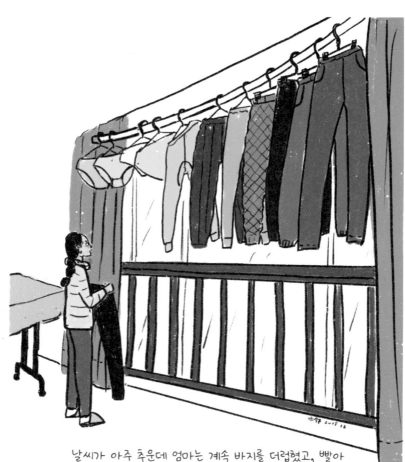

날씨가 아주 추운데 엄마는 계속 바지를 더럽혔고, 빨아
놓은 바지도 아직 다 마르지 않았다. 결국 입을 바지가 다
떨어지고 말았다.
엄마는 매번 바지를 다 내리기도 전에 용변을 보기
시작하거나, 아니면 용변을 다 보기 전에 일어나거나 해서
바지를 더럽히는 거라서, 일회용 기저귀도 소용이 없었다.

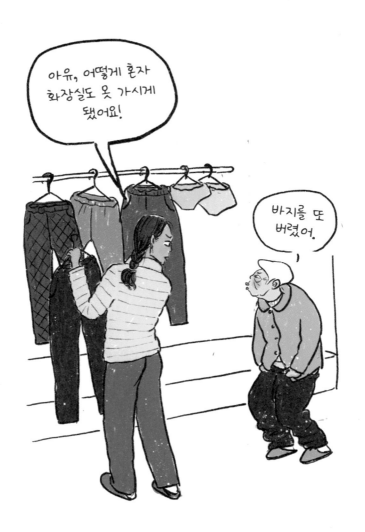

엄마한테 화를 낸 후엔 언니도 마음이 편치 않았다.
언니는 한편으로는 자책하면서, 한편으론 자기도 나중에
늙으면 남들에게 이런 대우를 받게 되는 게 아닐까 하고
생각했다. 언니는 인과응보를 믿었다.

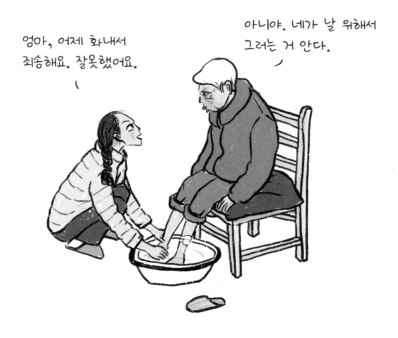

엄마, 어제 화내서
죄송해요. 잘못했어요.

아니야. 네가 날 위해서
그러는 거 안다.

친구 한 명이 언니에게 괜찮은 요양원이 있는데 집에서도 아주 가깝다고 알려줬다. 언니는 엄마와 함께 놀러 나갔다가 요양원도 실제로 보고 왔다. 뜻밖에도 엄마는 그곳을 아주 마음에 들어 하면서 그날로 당장 입소를 하겠다고 했다. 언니는 내게 전화해서 어떠냐고 물었다. 나는 그곳의 전체적인 환경이 병원과 비슷하다는 말을 듣고 적절치 않다는 생각이 들었다. 그래서 언니에게 반년만 더 이대로 간병을 해 보자고 했다. 그동안 엄마를 그곳에 잠깐씩 맡겨서 엄마가 환경을 잘 받아들이는지 보고, 언니도 가끔 좀 쉬도록 하자고 말했다.

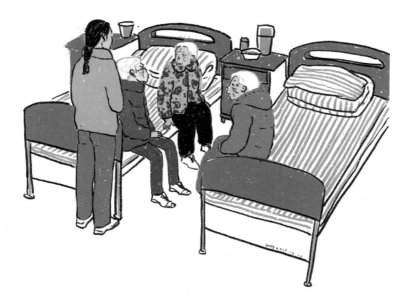

친구가 말하길, 자기 친구의 아버지가 후난성 창사長沙에 있는 어떤 치매 환자 전문 요양원에 입소한 지 반년쯤 됐는데, 자기 친구가 보내준 동영상을 보니 놀랍게도 입소하기 전보다 상태가 더 좋아졌다고 했다. 그 요양원에 관한 자료를

검색해 보니 그곳에선 일본의 간호 시스템을 도입한 듯했다. 나는 치매 환자의 간호에 대한 그들의 이념에 공감이 가서 나도 모르게 마음이 좀 움직였다. 하지만 엄마는 유난히 안전감이 없는 사람이고, 지금 우리 세 자매, 특히 언니에게 크게 의지하고 있다. 그런 엄마를 낯선 사람들로 가득한 낯선 환경으로 혼자 보낼 생각을 하니 가슴속이 꽉 죄어 와서, 차마 그럴 수가 없었다! 그래서 나는 언니에게, 아들이 대학 입학시험을 보고 나서 내가 집에 가면 한번 같이 그 요양원에 가보고, 한동안 가족이 좀 같이 있어도 되는지도 알아보기로 했다. 언니도 내 말에 마음이 움직인 듯해서, 이 일은 일단 이렇게 처리하기로 결정됐다.

이건 내게 있어 아주 어려운 결심이었다. 하지만 언니는 정말로 휴식이 필요한 상태였다. 나 자신을 '노화 관찰자'의 입장에 두고 이 일을 바라보니, 그렇게까지 힘든 문제가 아닌 것도 같았다. 하지만 이 일에 대해 언니와 상의한 지 얼마 되지 않아 언니에게서 전화가 왔다. 알고 보니 언니는 엄마를 집에서 아주 가까운 요양원에 데리고 갔었는데, 이곳은 치매 환자 전문 요양원은 아니라고 했다. 나는 엄마가 이런 환경에선 다른 노인들에게 배척당할까 봐 걱정이 됐다. 엄마는 지금도 여전히 외부 세상이 엄마를 대하는 태도에 아주 민감하기 때문이다.

치매 환자는 마치 심연에 빠진 것만 같다. 절벽은 너무나 미끄러워 환자는 기어오를 수가 없고, 환자의 가족은 어떻게 도와줄 방법이 없이 두 눈만 뻔히 뜨고 지켜볼 수밖에 없다. 이런 심리적 고통은 환자의 가족이 더 크게 느끼는데, 그 중에서도 일상의 간호를 맡은 가족이 가장 크게 느낄 수밖에 없다. 여기까지 생각하자 나는 언니의 상황이 너무 마음이 아팠다. 아, 나는 언니가 이제 더 이상 버틸 수 없을 거란 생각이 들었다.

제8장

사랑만 가지고는 부족하다

이런 생명의 상태를 어떻게 대해야 할까?

예전에 아빠와 이런 대화를 한 적이 있다.

아빠: "오늘 신문에서 봤는데, 어떤 젊은이가 선전深圳에서 연봉이 아주 높은 일을 하고 있었는데 그 일을 포기하고, 부모를 보살피기 위해서 고향으로 돌아갔다고 하더라. 대단한 효자야."

나: "그럼 그 사람은 어떻게 살아요? 그 사람 처자식은 어떻게 먹고 살고요?"

그때 아빠는 내 말을 듣고 화를 냈다.

그렇지만, 도대체 어떻게 하는 게 효도인 걸까? 효도의 기준은 또 뭘까? 자기 삶과 일을 포기하고 부모 곁을 지키는 게 효도일까? 그날 아빠와의 대화는 내게 이런 고민을 남겼다.

"부모님이 살아 계시면 멀리 나가지 말아야 한다"는 말을 나는 지키지 못했다. 그나마 그 다음에 "부득이한 일이 있어 멀리 나가게 되면 반드시 미리 행방을 알려야 한다"라는 말이 있어서 다행이다. 내가 어릴 때 아빠는 종종 이런 말을 했다. "부모가 자식을 계속 자기 옆에 붙들어 두고 싶어 하는 건 잘못된 거야." 이 부분에 있어 엄마와 아빠는 생각이 일치했다. 엄마 아빠는 우리에게 더 크고 넓은 곳으로 나가서 세상에 도전해 보라고 격려했다. 그래서 나는 그때 아빠의 태도가 갑자기 변한 걸 보고 전혀 이해가 가지 않았다. 게다가 우리도 어쩔 수 없는 상황 아닌가······.

사실은, 내가 만약 그때 입장을 바꿔 아빠 입장에서 생각해 봤다면 아빠의 심정을 이해할 수 있었을 것이다. 아빠는 자식이 자기 삶과 일을 다 포기하고 고향으로 돌아와 아빠 곁을 지키기를 바란 게 아니었다. 아빠는 너무 늙어서 자기 몸에 대한 장악력을 완전히 잃어버렸고, 심지어 이미 사신死神의 발자국 소리까지도 듣고 있었는지도 모른다. 아빠는 그런 두려움과 무력감 때문에 우리가 곁에 있어 주기를 바랐던 것이다.

2017년 설에 아빠는 심부전 때문에 입원을 했다. 아빠는 통증 때문에 잠을 제대로 잘 수 없어서 밤새도록 휠체어에 앉은 채 계속 시계만 쳐다봤다. 1초가 꼭 1년 같았다. 어두운 불빛 아래 아빠의 모습을 보면서 나는 줄곧 나 자신에게 물어보았다. "사람은 도대체 왜 사는 걸까?" "더 오래 사는 것의 결과가 그저 병고와 공포에 시달리는 시간이 더 길어지는 것뿐이라면, 산다는 것의 의미는 도대체 뭘까?" 머릿속에 이런 고민이 갑자기 생겨나서는 서서히 점점 더 커져 갔다.

나중에 엄마가 치매 진단을 받고, 엄마의 기억이 점점 지워지고, '엄마'라는 이 육신에서 감정이 조금씩 떨어져 나가고, 엄마가 태어나서 지금까지 습득한 모든 능력을 하나하나 반환하는 걸 지켜보면서, 새로운 고민이 내 머릿속에 떠올랐다. "만약에 지식도, 감각도, 감정도, 공포도, 기력도 없는 상태로 생명이 유지되고, 마지막으로 남은 존엄성까지 빼앗긴다면, 이런 생명엔 무슨 의미가 있는 걸까?" 이렇게 가득 쌓인 고민들 때문에 머리가 터질 것 같았다. 다행스러운 일은, 내가 도무지 어찌할 바를 모르던 때 후빙샹 선생님이 내게 나아갈 방향을 알려주고, 구체적인 방법도 가르쳐 줬다는 것이다. 이 시기에 후 선생님과 꽤 깊은 대화를 나눈 적이 있는데, 나는 그 대화를 녹음해 뒀다.

나　요 일이 년 사이에 그런 생각을 자주 했어요. 사람이 노년이 되면, 특히 노인성 치매를 앓게 되면 신체기능이 점점 퇴화돼서 갓난아이 같은 상태(무의식적으로 뭔가를 빨아 먹는 능력만 남은 상태)가 되고, 마지막엔 생명의 '영(0)' 상태가 된다고요. 중증 단계까지 오면 환자는 그 누구도, 무엇도 기억하지 못하고, 자기 생각을 언어로 표현할 수도 없고, 단지 동물적인 본능인 먹는 것만 남는데, 이런 생명이 존재하는 의미는 어디에 있을까요? 이 사람에겐 삶과 죽음이 모두 의미가 없는 게 아닐까요? 하지만 가족들에게 있어서는 의미를 가지는 건, 우리가 감정 외에도 생명이 서서히 스러져 가는 과정을 더 분명히 관찰하고 느끼게 해서 노화와 죽음이 어떤 것인지 알게 해 주기 때문일지도요. 아니면, 우리는 이런 상태의 생명도 그 자체로 의미가 있다고 어떻게 믿어야 할까요?

후　이런 사람의 경우에, 만약에 본인이 계속 살아가고자 하는 바람을 강하게 가지고 있다면 우리는 그 사람이 조금이라도 더 건강하게 살아갈 수 있도록 최선을 다해서 그 바람을 이뤄줘야 해요. 장기전을 해야 하는 거죠. 앞날을 길게 보고, 10년이든 20년이든 인내심을 가지고 돌봐야 합니다. 노인의 몸이 비교적 건강해서 정말로 이렇게 오랫동안 살아갈 수도 있겠죠. 그러면 우리는 이 10년 20년 동안 그 사람의 마음을 편하게 해 주고, 그러면서 자기 자신의 발전을 계획하고, 정력을 따로 남겨서 자신의 길을 걸어가야 해요. 이렇게 하면 노인이 내 시간을 너무 많이 차지한다고 느끼지 않을 수 있어요. 자기가 할일이 있고, 자기 길을 걸어갈 수 있다면 안심할 수 있을 거예요.

"장기전을 해야 한다"는 후 선생님의 말을 듣고, 나는 지금까지 직시하지 못했던 점을 의식하게 되었다. 그건 바로 현대인들은 대부분 75세 이후, 혹은 그보다 더 지난 후에야 진정한 노쇠기에 진입한다는 점이다. 이 단계에 들어서면 노인의 신체 기능은 수직으로 하락한다. 하지만 이때부터 죽음에 이르기까지는 상당히 긴 과정을 거쳐야 한다. 10년, 20년, 혹은 그 이상이 될 수도 있다. 그래서, 절대다수의 생명은 갑자기 사라지는 게 아니라, 사신에게 멱살을 잡힌 채 길고 긴 가파른 비탈길 위를 비틀거리며 걸어서 종착지로 향하는 과정을 겪는다. 이건 내가 본래 알고 있던 것과는 달랐다. 나는 사람이 늙으면 만성 질병을 앓을 수는 있지만, 그 병이 일상생활에 영향을 주지는 않는다고 생각했다. 그러다가 어느 날 갑자기 쓰러져서 병원에 실려 가면 며칠쯤 혼수상태에 빠져 있다가 깨어나서 가족들에게 하나하나 작별인사를 하고, 뒷일을 당부하고, 그런 다음 두 눈을 감고 세상을 떠난다고 생각했다. 이런 판에 박힌 듯한 이미지는 갖가지 드라마의 영향도 있지만, 내 개인적 경험 때문에 생긴 것이기도 하다. 외할아버지와 외할머니가 돌아가실 때 나도 부모님과 함께 임종을 지키러 갔었는데, 내 기억에 두 분 다 1주일이 안 되어 돌아가셨다. 돌아가시기까지 며칠 동안 어른들은 다들 꽤 바빴고, 아이들에게는 환자 옆에 있지 말고 다른 곳에 가 있으라고 했다. 그래서 나는 외할아버지와 외할머니가 마지막 순간에 어떤 상태였는지, 어떤 과정을 겪었는지 전혀 알 수 없었고, 그분들이 마지막에 무슨 생각을 했는지는 당연히 더더욱 알 수 없었다.

아빠의 죽음을 경험하고, 후 선생님의 말을 듣고 나서 나는 깨달음을 얻었다. 현대에는 의료수준이 점점 더 발전해서 죽음의 과정도 점점 더 느려지고 있다. 죽음의 과정이 길어지면서 죽음은 구체적이면서도 비싸지고 있다 – 그건 매일 아침 간호사가 전해 주는 계산서와 나날이 간병인에게 지불해야 하는 급료가 쌓이는데, 가족들은 어쩔 수 없이 일과 생활을 잠시 중단해야 하기 때문이다……

8개월이 넘게 지나는 동안 엄마의 건강상태는 줄곧 하락했다. 엄마는 몸이 심하게 말라서 두 다리가 꼭 국수 가락처럼 가늘어져서는 엄마의 몸을 전혀 지탱하지 못했다. 하지만 '무한 반복' 스위치가 눌렸다 하면 엄마는 마치 다리에 용수철이 달린 양 쉬지 않고 움직였다……

말라서 뼈만 남은 엄마의 다리가 헐렁한 바지통 안에서 이따금씩 드러나고, 몸이 앞으로 구부정하게 굽어 수시로 넘어질 것만 같은 모습을 보면서 나는 너무나 마음이 아팠다. 이런 감정은 종종 부풀어 올라 나는 자주 눈물을 흘렸다.

2019년 9월 21일에 나는 내 위챗 공식계정에 「마음속에 사랑만 있다면只要心裏有愛」이라는 제목의 글을 올렸다. 글의 마지막 부분은 이랬다. "병은 분명히 되돌릴 수 없고, 부담도 분명히 점점 더 커질 것이다. 하지만 우리 마음속에 사랑만 있다면……" 우리 마음속에는 물론 사랑이 있다. 특히 언니는 더더욱 그렇다. 언니는 엄마와 같이 살고 있고, 서로 떨어져 본 일이 거의 없을 정도다. 서로 의지하고 위안을 받는 두 사람의 관계는 나나 동생과의 관계와는 비교할 수 없다. 엄마가 병에 걸린 후로 언니는 아주 사소한 부분까지 엄마를 잘 보살폈다. 언니는 엄마에게 이런 농담을 하기도 했다. "난 아기가 없었는데, 이제 큰 아기가 생겼네요." 언니와 엄마가 제일 자주 하는 놀이는 이런 것이다. 언니가 큰 소리로 "사랑하는 우리 엄마……" 하고 노래를 부르면, 엄마가 이어서 "사랑하는 내 딸"이라고 노래를 부른다. 그 다음에 둘이 서로 끌어안고, 이마를 맞대고 부비는 것이다.

하지만 어느 날 언니는 슬픈 목소리로 내게 말했다. "난 왜 점점 더 엄마를 사랑하지 않게 되는 것 같지?" 언니는 엄마를 사랑하지 않는 게 아니다. 그저 언니의 사랑이 이 끝없는 반복 속에서 소모되고, 갖가지 상황 속에서 마모되어 버리고, 그 자리를 귀찮음, 원망, 자기 연민, 끝이 보이지 않는 절망, 그리고 엄마를 보살피느라 자신의 일상생활을 잃어버렸다는 분노가 대신하게 된 것이다……

알고 보니 사랑만 가지고는 부족했던 것이다!

치매 환자들의 증상은 각기 다르긴 하지만, 아무튼 TV프로그램에 나오는 것처럼 보기 좋은 모습은 아니다. 그들의 증상은 단순히 기억을 잃어버리는 증상만은 아니다. '말썽꾸러기 아이'만 사고를 치는 게 아니다. 치매에 걸린 노인이야말로 정말로 큰 사고를 친다. 두뇌의 퇴화로 인한 이상행동은 황당하고도 성가시다. 이런 행동을 고칠 약도 없고, 돌이킬 수도 없이 나날이 더 심해질 뿐이다. 하루하루 반복되는 이런 정신적인 고통은 환자를 돌보는 가족의 심신을 지치게 하고, 심지어 무너지게 하기도 한다.

엄마를 보살피면서 언니의 마음은 종종 자신감-짜증-자아부정-불안, 초조-낙담-폭발 사이를 오갔다. 언니는 요가나 명상을 통해 부정적인 감정을 해소하긴 했지만, 오랫동안 엄마 같은 환자를 돌보면서 개인적인 공간도 가지지 못하면 아무래도 스트레스를 받게 된다.

한동안 엄마는 밤중에 일어나 혼자서 집 안을 어정거리며 돌아다니다가 여기저기 부딪쳐 멍이 잔뜩 들었다. 언니는 밤에 엄마를 지켜보느라 한잠도 못 자고 낮에도 쉬지 못해, 몸이 아주 쇠약해져서 몸무게가 35kg 이하로 줄어들고, 머리카락도 계속 빠지고, 목이 부어서 목소리도 나오지 않았다. 그 시기에 언니는 걱정 근심에 사로잡혀 기분이 아주 저조했다. 나와 샤오완이 아무런 방법도 생각해내지 못하고 있는 와중에, 어느 날 언니는 채팅방에서 이렇게 말했다. "방금 엄마를 목욕시켜 드렸어. 엄마를 씻겨 드리고 나면 항상 마음이 좀 부드러워지는 것 같아." 내가 물었다. "엄마가 점점 더 야위어 가는 게 보여서 그런 거야?" "응, 그리고 엄마 몸에 잔뜩 난 멍자국을 봐서 그렇기도 해. 내가 씻겨 드릴 때 엄마도 아주 따뜻한 눈빛으로 날 바라보셔."

며칠 후에 언니는 채팅방에서 이렇게 말했다. "'집에 노인이 한 명 있으면 보물이 하나 있는 것보다 낫다'라는 옛말은 정말 맞는 말이야. 그 노인이 어떤 상태로 존재하든 간에 우리한테는 보물이나 다름없어. 우리는 그 노인을 보고 많은 걸 배우고, 더 빨리 성장할 수 있으니까."

"노인을 돌보는 건 자기 자신을 돌보는 것과 같다." 후 선생님이 해 주신 말이다. 선생님은 노인을 돌보면 자신의 능력을 크게 발전시킬 수 있어서, 앞으로의 인생에서 어떤 어려운 문제가 생겨도 간단히 해결할 수 있다고도 말했다. 나는 그 말을 들었을 때 아주 당혹스러웠다. 노인을 돌본다고 어떤 능력을 얻을 수 있다는 걸까? 병상에 누운 노인을 돌려 눕히는 능력, 노인을 씻기고 대소변을 받아내는 능력을 얻게 된다는 걸까? 확실히, 노인을 돌보면 간호를 하는 능력을 얻을 수는 있을 것이다. 하지만 내가 그런 능력을 얻어서 어디에 쓸 것인가? 지금 내게 제일 필요한 능력은 한 장의 그림을 잘 완성하고, 어떤 일을 정확하게 표현하는 능력인데 말이다!

언니에게 이 말을 해 주자 언니도 아주 당혹스러워 했다. 그 당시 우리 눈에 보이는 건 엄마가 만들어낸 문제들뿐이었기 때문이다.

지금에 와서 지난 2년을 돌아보면, 우리 세 자매는 각자 어느 정도씩 성장을 했다. 우리는 모두 곤경에 부딪치고 어려운 문제를 해결하는 과정에서 여러 가지 깨달음을 얻었다. 특히 언니는 엄마 바로 곁에서 엄마를 돌보는 사람으로서, 한 번, 또 한 번 계속되는 엄마의 '무한 반복' 모드 속에서, 엄마의 대소변을 치우면서, 엄마의 몸을 씻기고 머리를 감겨 주면서, 모든 지혜를 짜내 영양을 고려해 엄마의 식사를 준비하면서, 잠 못 드는 밤들 속에서, 흠칫 놀라고 걱정하는 나날 속에서……. "노인을 돌보는 건 자기 자신을 돌보는 것과 같다"라는, 언뜻 보기엔 간단해 보이는 이 말을 더욱 깊이 이해하게 되었다.

언니는 병에 걸린 아빠를 돌볼 때, 처음에는 아빠를 성가셔하고, 심지어 아예 상대하지 않기도 하다가, 나중에는 서서히 아빠를 이해하고 너그럽게 받아들이게 되고, 마지막엔 아빠를 안타깝게 여기게 되었다고 했다. 외적인 면에서부터 아빠를 대하는 태도가 바뀌고, 내적으로도 마음이 부드러워지게 되어 언니는 조금씩 발전해 갔다. 마침내 언니는 엄마를 보살피면서 자기도 모르는 사이에 아빠가 어려움을 대하는 태도를 그대로 취하게 되었다는 걸 발견했다. 언니는 즐거운 말투로 말했다. "지금 난 아빠의 굳세고 낙관적인 성격을 가지게 됐어. 어려운 문제를 마주쳐도 쉽게 포기한다는 말을 하지 않고 스스로 해결 방법을 찾고, 내 일은 최대한 내가 하게 됐어." 언니는 아빠가 생의 마지막 단계에 이르러 심장이 괴롭고 온몸이 아픈데도 계속 다른 치료 방법을 시험해 보려 했다고 말했다. 아빠는 그냥 누워서 죽음을 기다리지 않았던 것이다! 아빠의 이런 면은 언니가 엄마를 돌보는 태도에 아주 큰 영향을 끼쳤다. 더 이상은 버티지 못할 것 같을 때마다 아빠의 이런 정신이 언니를 지탱해 줬다. 도저히 해결할 수 없을 것만 같은 어려운 문제를 해결할 때마다 언니는 커다란 성취감과 미래에 대한 자신감을 얻었다. 말하자면, 언니의 자신감은 어려운 문제를 하나하나 해결하는 과정 속에서 쌓아 온 것이다. 자료를 공부하는 것뿐만 아니라, 엄마에게 새로운 증상이 나타날 때마다 그것을 체험하고, 엄마를 이해하면서, 언니는 질병과 노화에 대한 수많은 경험을 얻게 되었다. 그 경험에는 요양원을 찾고, 실제로 관찰하고, 선택하는 방법도 포함되어 있었다. 언니는 이런 경험들이 모두 미래에 언니 자신이 활용할 수 있는 것들이라고 말했다.

그리고 나는, "이런 생명이 살아 있는 의미는 뭘까?"라는 의문을 가졌을 때부터 이 문제에 관한 여러 가지 책과 영상을 찾아보면서 해답을 구했다. 시간이 지나면서 나는 이런 생명의 의미를 점점 더 많이 찾을 수 있었다. 이런 존재는 최소한 우리에게 지금까지 생각해 본 적 없는 문제들, 가령 자매 사이의 관계와 책임 같은 문제들을 생각해 볼 계기를 제공해 준다.

"성인은 자기 자신을 책임져야 한다. 자기 생활을 자기가 관리하고, 남에게 폐를 끼치지 말아야 한다." 이게 우리가 가진 상식이다. 우리는 "사람은 독립적인 개체"라는 부분에 집중하면서 혈연에 따른 책임은 경시한다. 예전에 나는 자매 사이에는 혈육의 정만 있을 뿐 책임은 없다고 생각했다. 하지만 어느 날 갑자기, 만약에 언니가 쓰러지면 나는 내가 원하든 원하지 않든, 엄마뿐만 아니라 언니도 보살펴야 한다는 걸 깨닫게 되었다. 이 점을 깨닫게 되자 지금까지는 느끼지 못했던 압박감이 닥쳐왔다. 그래서 나는 언니의 스트레스를 줄일 방법을 찾기 시작했고, 언니에게 언니 자신이 노년에 이르러 느끼게 될 고독감에 대한 준비를 하라고 일러 주었다. 나는 언니가 채팅방에 남긴 음성 메시지의 어조나 채팅 메시지의 말투를 보고 언니의 감정 변화를 민감하게 포착했다. 언니가 부정적인 감정을 가지게 된 걸 알아차리면 나는 곧바로 언니에게 전화를 걸어 그 원인을 알아내 해소할 수 있게 도왔다. 그리고 샤오완은 내가 초조해 하는 걸 눈치 채면 자연스럽게 내 부정적인 감정을 해소해 주는 역할을 맡았다. 이렇게 해서 우리의 관계는 선순환을 이루게 됐고, 서로 더욱 신뢰하게 됐다.

이런 경험이 있었기에 나는 인생 속에서 만난 역경을 이용하는 방법을 알게 됐고, 역경 속에서의 나 자신의 상태에 순응하는 방법도 알게 됐다.

샤오완은 예전엔 늙는다는 건 자기와는 먼 얘기라고 생각했지만, 엄마를 돌보면서 언젠가는 직면해야 할 이 화제에 대해 관심을 가지기 시작했다.

최근에 언니와 대화를 했는데, 언니는 이제 더 이상 "이런 생명이 살아 있는 의미는 뭘까?"라는 의문을 가지지 않게 됐다고 말했다. 내 생각에, 우리는 모두 엄마를 보살피는 과정 속에서 해답을 찾은 것 같다.

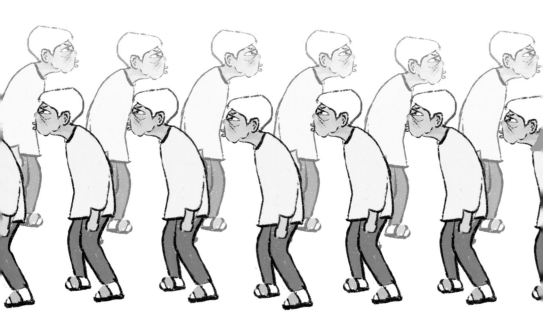

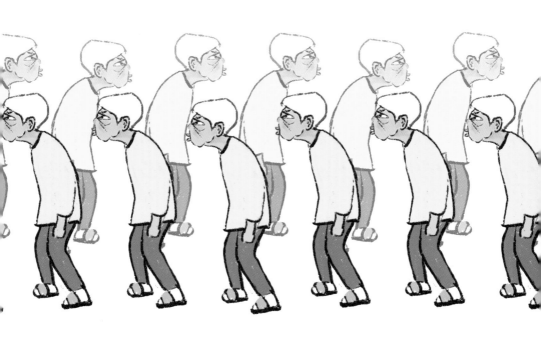

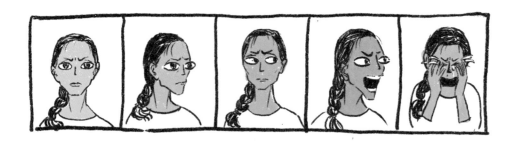

나는 관찰하고 기록하면서 성장한다

내 성장은 엄마의 일상을 기록하면서 시작됐다.

아빠가 떠난 후로 나는 노쇠와 죽음이라는 화제에 관심을 가지기 시작했다. 나는 그림으로 엄마의 일상을 기록했다. 엄마가 우리를 잊어버릴까 봐 걱정돼서 날마다 예전에 우리 가족에게 있었던 일들을 한 가지씩 그림으로 그려서 엄마에게 보여줬고, 이 그림들에 '엄마의 기억을 일깨우다'라는 제목을 붙였다. 나중에 기회와 인연이 닿아 이 그림들은 '베이징원北京ONE' 빌딩에서 모집한 예술 공동 창작 작품에 선정되어 '기억 대화記憶對畫'라는 제목이 붙게 되었다.

나는 노인성 치매에 관해 공부하는 과정에서, 내가 알게 된 지식과 몇 년 전에 엄마가 보였던 몇 가지 이상한 행동을 비교해 보고서야 엄마의 치매 증상이 6~7년 전, 혹은 그보다 더 일찍부터 징조가 보이고 있었다는 걸 알게 됐다. 조금 더 일찍 알아차리고 일찍부터 조치를 취했다면, 어쩌면 병이 발전하는 걸 더 늦출 수 있었을지도 모른다. 그래서 나는 '기억 대화' 활동을 시작했다. 이 활동을 통해 젊은 세대와 그 윗세대 사람들이 교류하는 통로를 만들어, 두 세대 사람들의 마음이 진정으로 하나가 될 수 있기를 바랐다. 가령 윗세대 사람들은 사람들의 이해와 예술적인 자양분을 얻고, 젊은 세대는 노화와 죽음에 대해 알게 되는 식으로 말이다.

나는 아이에게 관심을 가지다가 나중에는 노인에게 관심을 가지게 되었다. 한쪽은 생명의 시작이고, '오는 일'이며, 점차 뭔가를 얻는 일인 반면에, 다른 한쪽은 생명의 종식이고, '가는 일'이며 점차 뭔가를 반환하는 일이다. 하지만 나는 이 두 가지 일을 같은 방법을 통해 기록하고 관찰했다. 나는 사람의 일생이란 뭔가를 얻는 방법을 능동적으로 배우는 일에서, 그 뭔가를 손에서 놓는 방법을 수동적으로 반환하면서 배우는 일로 나아가는 과정이라는 걸 알게 됐다. 하지만 반환이란 가장 고통스러운 단계다. 이런 고통과 어려움에 부딪쳤을 때, 만약 그 과정에 어떤 의미를 부여할 수 있다면 조금은 마음이 차분하고 평화로워지고, 첩첩이 쌓인 난관을 좀 더 쉽게 넘을 수 있을 것이다.

2018년 7월에 나는 날마다 엄마와 함께 예전 일에 대해 이야기를 했다. 이야기의 끝은 언제나 질문으로 맺고, 그런 다음에 엄마와 함께 이 일들을 그림으로 그렸다. 엄마는 많은 일들을 기억하지 못했는데, 그러면 나는 우선 그 일들을 그림으로 그린 다음에 엄마에게 이야기해 줬다. 그런데 엄마는 엄마와 아빠 사이에 있었던 일조차 기억하지 못했다. 도저히 받아들일 수 없었던 나는 일단 불만스러운 마음을 억누르고 두 번 세 번 다시 이야기하다가, 결국은 엄마를 책망하는 말투로 캐물어서 엄마가 울먹이면서 "난 기억이 안 난다고!" 라고 말한 후에야 그만두곤 했다. 어쩌면 그렇게 무지했을까! 나중에 치매라는 병에 대해 보다 더 이해하게 된 후에야 나는 이렇게 난폭한 방식으로 캐묻는 건 금기사항이며, "혹시 이런 일 기억나요?" 라는 질문조차 최대한 피해야 한다는 걸 알게 됐다.

"엄마, 아빠랑 연애할 때 얘기 좀 다시 해 주세요."

"기억 안 나."

"응? 아빠랑 그렇게 사이가 좋으셨는데, 어떻게 기억이 안 나세요?"

"기억 안 난다고!"

"다시 생각해 보세요. 잊어버렸을 리가 없잖아요. 잘 좀 생각해 보세요."

2018년 여름, 베이징. 나는 엄마가 치매에 걸렸다는 걸 거의 확신하고 있었지만, 그럼에도 엄마가 그렇게 중요한 일을 잊어버렸을 리 없다고 생각했다.

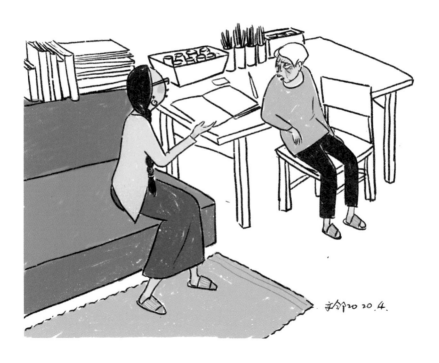

내가 엄마와 함께 '기억 대화'를 시작한 건 원래는 엄마의 기억을 붙잡기 위해서였다. 그런데 시간이 흐르면서 흐릿해진 아름답고 따스한 장면들이 다시 뚜렷하게 떠오르자 나날이 무감각해져 가던 내 마음도 부드러워졌고, 오랫동안 엉켜 있던 내 마음속의 매듭도 풀렸다. 몇 가지 옛일들은 조금 슬프기도 하고 서운하기도 했지만, 결국은 떨쳐낼 수 있었다.

엄마의 병이 발전하면서 내 심리상태도 변했다. 혐오감과 짜증은 어느샌가 사라지고, 그 자리를 말로 설명할 수 없는 슬픔과 연민이 대신하게 됐다.

예를 들어, 한밤중에 사람들이 모두 꿈속을 헤매고 있을 때, 자리에서 일어나 초조하게 자기 방을 찾는 엄마의 모습을 보면 나는 너무나 마음이 아프다. 나는 엄마의 그런 공포를 이해할 수 있다. 밤중에 눈을 떴는데, 내가 남의 방에 있다는 느낌이 분명하게 들면 얼마나 두렵겠는가? 그래서 나는 엄마와 함께 방을 하나하나 찾아보면서, 이미 말을 잘 듣지 않게 된 다리를 끌며 고집스럽게 자기 방을 찾는 엄마의 모습을 지켜본다. 그러다가 엄마가 이제야 알았다는 듯이 "아, 여기 있네!" 라고 말하는 걸 들으면, 마음이 아파져 눈물이 흐른다.

예전에 엄마는 자주 "사람은 나이가 들수록 마음이 약해진다"라고 말했다. 아, 이렇게 무정한 나 같은 사람도 그 말이 정말 공감이 간다.

'치매의 벗-지지 가족 오잉'에서 사람들이 환자의 행동을
바로잡지 말고 그대로 두라고 했던 말이 생각나서, 나는 자다가
일어나 엄마와 함께 병실을 하나하나 찾아봤다.
"엄마, 엄마 병상은 34호예요. 팻말에 적힌 숫자를 보세요."
"응……. 여긴 아니고……, 여기도 아니고……."
"어, 엄마, 34호 병상은 이 방에 있네요. 그렇죠?"
"어- 그래, 여기네."

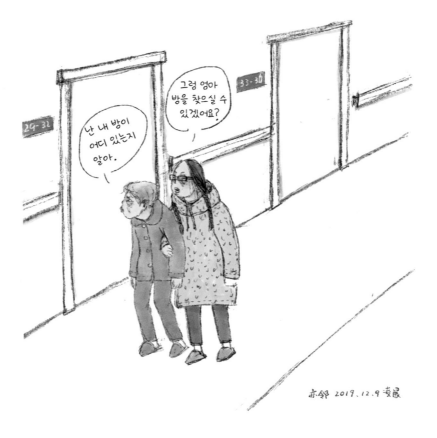

동생은 늘 내가 정말 많이 변했다고 말한다. 내가 아빠를 간호할 때의 모습을 기억하고 그렇게 말하는 것이다. 그 당시에 나는 노인의 심리상태에 대해 전혀 이해하지 못했고, 노쇠와 죽음에 대해서도 단순하고 판에 박힌 지식밖에는 없어서 아빠를 간호할 땐 마지못해 하는 면이 좀 있었다.

2017년 설에 아빠는 심부전 때문에 입원을 했다. 아빠를 병원에서 간호하느라 나는 광시 소수민족 박물관廣西少數民族博物館과 함께 일을 할 기회를 놓쳤다. 그건 내가 정말 열심히 준비했던 일이었다. 그 당시에 나는 너무 속이 상해서, 언니와 동생에게 "아빠가 그렇게 고집을 안 부리고 설 전에 입원하겠다고만 했으면 얼마나 좋아!"라며 몇 번이나 아빠를 원망했다. 사실 나는 아빠 때문에 좋은 기회를 놓쳤다는 생각에 아빠를 원망했던 것이다. 당연히 그 때는 왜 아빠가 병에 걸려 그렇게 아프면서도 입원하기 싫어하는지 전혀 이해하지 못했다.

나중에 우리 자매는 내가 어떻게 이렇게 변했는지에 대해 자주 얘기를 나눴다. 요 2년 동안의 기록을 살펴본 나는 내가 이렇게 변한 이유가 한편으로는 치매에 대해 점점 더 이해하게 됐기 때문이고, 다른 한편으로는 내가 기록을 하느라 계속 관찰하고 생각해야 했기 때문이라는 걸 알게 됐다.

나의 관찰은 "진지한 관찰-문제 발견-근원 탐구-방법 찾기-해결방법 실천-기록과 반성-객관적인 평가"의 과정을 따라 전개된다. 이런 태도로 엄마를 대하게 되자 내 눈앞의 문제는 그저 엄마를 보살피는 문제만이 아니라 노쇠와 죽음을 대하는 방법을 모색하는 문제가 되어, 엄마를 보살피는 일이 사회적인 의의와 참고할 가치를 가지는 일로 변하게 됐다.

이런 차원에서 보면, 엄마의 텅 빈 눈, 비틀거리는 걸음걸이, 영원히 멈추지 않는 무한 반복 모드, 여기저기 널린 황금(대소변), 입에서 넘쳐흐르는 음식물, 통제가 안 되는 두 손, 억제하지 못하는 식욕, 먹을 것을 보는 탐욕스러운 눈빛……, 이런 것들을 봐도 혐오감이 들지 않고, 그저 너무나 마음이 아플 뿐이다. 동생의 말처럼, 지금 우리가 연민을 가지는 대상은 비단 우리 눈앞의, 우리가 '엄마'라고 부르는 이 노인뿐만이 아니라, 모든 사람이 인생의 마지막에 마주해야 하는, 태어나서부터 습득해 온 모든 능력을 어쩔 수 없이 하나하나 반환해야 하는 상황인 것이다…….

그럼에도, 엄마가 공공장소에서 이상행동을 보일 때면 나는 난처한 마음에 빨리 엄마를 데리고 그 자리를 떠나고 싶어진다. 이런 마음은 혼자서는 해결할 수 없어서 나는 또 후 선생님께 자문했다.

나   후 선생님, 저 정말 힘들어요. 치매에 대해서 오랫동안 공부해서 이 병
         의 증상에 대해서도 어느 정도 알게 됐는데도, 엄마가 공공장소에서 이
         상행동을, 특히 우리가 실례되는 행동이라고 교육받은 행동을 하면
         곧바로 부정적인 감정이 올라와요. 예를 들면 낯선 사람에게 먹을 걸
         달라고 한다거나, 친척들과 함께 식사를 할 때 게걸스럽게 먹거나, 자
         기가 좋아하는 음식을 자기 앞에 끌어다 놓거나, 화장실에 갈 때 들어
         가기 전부터 바지를 벗거나 하는 걸 보면, 한 마디로 설명할 수 없는 감
         정이 치밀어요. 이게 환자의 가족이라면 다들 느끼는 병적 수치심인 건
         지, 잘 모르겠어요. 한편으로는 예전엔 그렇게나 깔끔하고 예뻤던 엄마
         가 지금은 이렇게 변한 게 슬프기도 하지만, 다른 한편으론 사람들 앞
         에서 너무 난처하고 창피해요. 여기엔 체면 문제도 포함돼 있지만 그게
         전부는 아니에요. 엄마의 이런 행동은 전부 병 때문이고, 엄마 스스로
         도 통제할 수 없다는 건 알고 있지만, 그래도 곤란한 기분이 들어서, 저
         자신에게 '지금 엄마의 삶에 존엄성이라는 게 있을까?'라는 질문을 자
         꾸 하게 돼요. 엄마는 지금도 여전히 더 오래 살고 싶어 하세요. 엄마는
         지금 생명에 대한 본능적인 갈망을 느끼는 동물적인 상태로 돌아간 것
         같아요. 엄마에게 있어서 생명에 의미가 있는가 하는 건 중요하지 않고,
         그저 살아 있다는 것만이 중요한 것 같아요! 하지만 우리는요? 때때로

엄마의 이런 모습을 보면 너무 슬프고, 뭐라고 표현하기 어려운 괴로운 기분이에요.

후   이린 씨가 그린 그림은 정말 중요해요. 그 그림들은 환자와 그 가족들을 도와줄 수 있어요. 어머니가 생 만두를 드신 이상행동은 병 때문에 생긴 증상이죠. 이런 일을 사람들에게 알려서 미리 방비하게 하고, 특히 젊은 사람들에게 미리 알려줄 수 있어요. 보기에 난처한 이런 상태에 누구든지, 내가 처하거나 아니면 내 가족이 처할 수도 있다는 걸 말이에요. 누구든 이런 모습으로 변할 수 있다는 거죠.

그래서 질적으로 우수하고 밀도가 높은 정신생활을 추구하는 게 아주 중요해요. 몸과 마음에 이로운 취미생활을 가능한 한 빨리 시작하는 게 좋아요. 가능한 한 빨리 자기 삶과 생명에 관심사와 의미를 더하면 정신적인 활로가 생길 거고, 그러면 치매에서 조금 더 멀어질 수 있어요. 어쩌면 피하지 못하고 이 병에 걸릴 수도 있겠지만, 그런 의미들은 우리를 지탱해 주는 힘이 되고, 우리를 보호하고 삶의 질과 생명의 존엄성을 높여 줄 수 있을 거예요.

누군가 내게 이렇게 말한 적이 있다. "당신은 계속 쓸데없는 것만 만들어내는데, 그럴 시간에 집에 가서 언니와 함께 어머니를 보살피는 게 훨씬 현실적이지 않겠어요?" 나도 한때 의심을 가지기도 했다. '기억 대화' 활동을 전개해 더 많은 사람들이 노인의 정신생활에 관심을 가지게 하고, 부모와 자식의 관계에 주목하게 하고, 엄마의 일상을 기록하고, 우리 가족의 옛날이야기를 그림으로 그리는 것……. 이런 일들엔 현실적인 쓸모가 전혀 없는 게 아닐까?

후 선생님의 말은 내게 답을 주었고, 내 마음을 안정시켜 주었다.

이린

2020년 7월 2일

부록

세 자매의 채팅 기록: 자기성찰과 자기반성

2018년 8월에 엄마가 중중도 치매 진단을 받은 후로 지금까지 거의 2년이 지났다. 엄마의 몸 상태는 전보다 훨씬 못하지만 사고력과 지력, 기억력은 같은 단계에 있는 다른 환자들에 비해 나은 상태로, 심하게 저하되지 않았다. 이건 모두 언니가 세심하게 엄마를 보살핀 덕분이다. 많은 사람들이 우리 자매가 셋이나 되는 걸 부러워한다. 하지만 우리와 같은 경험을 해 본 사람들은 중요한 건 자매가 많다는 게 아니라, 세 자매가 마음이 잘 맞아 무슨 일이 생겨도 서로 원망하거나 책임을 떠넘기지 않는 게 더 중요하다는 걸 안다.

우리는 엄마를 돌보는 일에 대해 늘 함께 의논했고, 서로 의견이 다르면 솔직하게 털어놓고 이야기했다. 이게 바로 우리가 한마음으로 힘을 모을 수 있었던 전제 조건이다.

우리의 채팅 기록을 다시 살펴보고서, 나는 이 대화를 책에 싣는 것도 의미가 있을 거란 생각이 들었다.

이린   언니, 우리 대화 기록을 보니까 언니가 제일 자주 반복하는 말들이 보이더라. "난 너무 걱정돼", "너무 초조해", "나 어떡하지?", "조급해 하면 안 되는데", "너무 힘들어", "화내면 안 되는데" 이런 말들.

칭야   그래? 난 몰랐어.

이린   내가 보기에, 언니가 부정적인 감정을 느끼는 건 엄마의 증상 때문에 걱정돼서 그런 것도 있고, 감정이 폭발하고 나서 자책하기 때문인 것도 있는 것 같아.

칭야   맞아. 가끔은 정말 짜증이 나. 특히 내가 몸이 안 좋을 때는 정말 마음을 다스리기 힘들어. 그런데 화를 내고 나면 엄마한테 이러면 안 되는데 하는 생각이 들어.

이린   언니는 지금도 엄마한테 정말 잘 하고 있어. 필요하면 내가 바로 집으로 가서 언니랑 교대할게. 이렇게 계속 애태우고 자책하고 하다가는 큰 문제가 생길 거야.

칭야   그럼 어떡해? 너희는 일이 있으니까 집에 와도 오래는 못 있잖아.

이린   필요하면 도우미를 쓰자.

칭야   아직은 괜찮은 것 같아. 엄마도 도우미가 오는 걸 별로 안 좋아하시고.

이린   그건 상황을 보고 언니가 결정해. 마음이 급해져서 엄마한테 화가 나
       면, 우선은 그게 정상적인 감정이라는 걸 의식하고, 마음이 좀 가라앉
       고 나면 그 일이 일어난 전체 과정을 차분하고 객관적으로 다시 돌아
       봐. 짜증이 난 이유를 하나씩 생각해 봐도 좋고. 이를테면……

       1. 언니가 몸이 안 좋아서

       2. 무슨 일을 하려고 했는데 엄마를 돌보느라 할 수 없어서

       3. 엄마의 병이 길어지면 언니가 감당하지 못할까 봐 걱정돼서

       4. 엄마가 이상행동을 한 걸 보고 짜증이 나서

       ……

       그런 다음에 하나하나 지워 나가면서 진짜 이유를 찾아보는 거야. 이유
       를 찾으면 우리 같이 방법을 생각해 보자. 1번이라면 병원에 가면 돼. 2
       번이라면 지금 언니가 하고 싶은 일들을 종이에 적은 다음에, 지금 할
       수 있는 것들은 뭔지, 시간을 내서 해야 하거나 다른 사람들(주위의 친
       척, 친구들이나 도우미)의 도움을 받아야 가능한 게 뭔지, 그리고 정말
       로 지금 상황이 안 돼서 일단은 놔둬야 하는 게 뭔지 생각해 보는 거야.

3번이라면 우리한테 얘기해 줘. 셋이 같이 의논해서 해결방법을 찾고 같이 감당하자. 아무튼 언니는 혼자가 아니고, 우리 세 자매는 함께라는 걸 꼭 기억해야 돼.

칭야 응, 힘들면 시細 이모한테 엄마랑 좀 같이 있어 달라고 부탁해도 되니까.

이린 내 경험상 부정적인 감정을 해소하는 데는 그림일기를 쓰는 게 좋았어. 그림일기를 쓰는 건 꽤 효과적인 문제 해결 방법이야. 언니도 한번 해 봐. 사실 그냥 글로만 써도 괜찮아. 그런데 그림 그리는 것 자체가 치유가 되니까.

칭야 응, 한번 해 볼게.

이린 엄마 상황은 사실 좋았다가 나빴다가 하는 상태지만, 전체적인 건강상태는 계속 하락하는 추세고, 이건 정상적인 현상이니까, 우리도 받아들여야겠지.

칭야 맞아.

2019년 6월 2일

칭야 요즘 넌 매일 삶의 의미에 관한 것들을 여기저기서 듣고서 나한테 얘기해 주잖아. 그런데 우리 주위에 있는 사람들은 그런 생각 안 해. 그 사람들은 다들 즐겁게 잘 사는 것 같아.

이린 　그건 그 사람들이 아직 큰일이나 큰 사고를 안 겪어봐서 그래. 생명에 위협이 되는 큰 병이나 가족의 죽음을 경험하거나, 아니면 노화 때문에 자기 삶을 통제할 수 없는 상황을 마주하게 된다면 그 사람들도 굉장히 슬퍼질 거야.

칭야 　사람들은 다들 그건 그 때 가서 생각할 일이고, 지금은 그냥 매일매일 즐겁게 살아야겠다고 하던걸. 요즘 난 그냥 건강만 유지하고 싶어. 다른 건 아무것도 생각 안 해.

이린 　음, 그것도 틀린 말은 아니지. 나도 예전엔 그렇게 생각했어. 그러다가 아빠가 돌아가시기 전까지 2년 동안 너무 고통스러워하시는 걸 보고 나서 많은 생각을 하게 됐어. 아빠는 원래 아주 건강했고 운동도 계속 하셨잖아. 그래도 언젠가는 어쩔 수 없이 가장 무력하고, 도움을 받을 수도 없는 단계가 오는 거지.

칭야 　그거야 뭐 어떡해. 모든 사람이 마주해야 하는 문제지.

이린 　난 가능하면 지금부터 준비를 해 두고 싶어. 그 단계를 지내는 걸 도와줄 정신적인 지주가 있다면 조금은 평온하게 세상을 떠날 수 있겠지. 아빠는 젊었을 때 전장에 나가면서 죽을 준비를 하셨다고 했잖아. 그 당시엔 죽음을 두려워하지 않으셨지. 그런데 나중엔 나이가 들수록 점점 더 죽음을 두려워하시게 됐어. 아빠는 덴덴이 "할아버지, 100살까지 사세요"라고 했더니 아주 언짢아하셨어. 사실은 120살까지 살고 싶으셨던 거야. 도대체 왜 그렇게 변하신 걸까? 내 생각에 그건 어느 정도는 사람의 신념과 관계가 있는 것 같아.

칭야　사람은 꼭 신앙을 가져야 하는 걸까?

이린　꼭 그렇진 않겠지. 하지만 신앙을 가진 사람은 분명히 훨씬 더 적극적이고, 어려움에 맞서는 힘도 더 강할 거야. 생명보다 더 높은 차원의 뭔가가 있다면 가장 힘든 시기를 지내도록 지탱해 줄 수 있어. 안타깝게도 나도 아직 진정한 신앙을 찾지 못했지만, 그래도 이런 생각을 가지고 신앙을 찾는 게 생각을 아예 안 하는 것보단 낫지 않을까.

칭야　어떻게 해야 삶의 의미를 찾을 수 있을까?

이린　나도 모르겠어. 그래서 요 2년 동안 책을 열심히 읽었는데, 그러면서 우리가 지금 겪고 있는 어려움들이 전부 철학자들이 아주 오래 전에 이미 생각해 본 문제라는 걸 알게 됐어. 우리가 평소에 곧잘 하는 말인 '카르페 디엠'이니 '케세라세라'니 하는 말들도 유래를 찾아보면 전부 어떤 철학 유파와 관련이 있더라. 나도 '카르페 디엠'이란 말을 자주 하지만, 사실은 어떻게 사는 게 오늘을 소중히 여기면서 사는 건지 한 번도 생각해 본 적이 없어. 이런 책들을 읽어보면 철학자들이 당시에 이 관점을 제시했던 인과관계와 그 사고의 근거를 알 수 있어. 혹시 궁금하면 『중국사상사 10강中國思想史十講』을 추천할게. 책이 좀 어려워서 나도 천천히 공부하면서 읽고 있어. 기초지식이 너무 없어서. 언니한테는 분명히 훨씬 덜 어려울 거야. 언니는 어려서부터 지금까지 나보다 공부를 훨씬 잘했잖아.

칭야 　그 책을 읽으면 무슨 소용이 있어?

이린 　책을 보면 삶과 죽음이라는 문제에 대해 어떻게 답해야 하는지에 대해서 네 가지 가능성을 소개하고 있어. 외부의 힘에 의지하는 것, 자기 자신에게 의지하는 것, 이 세상에 주목하는 것, 저 세상에 주목하는 것까지. 이걸 이해한 후에 이 네 가지 길을 따라서 천천히 찾아가면 돼.

2019년 11월 3일

칭야 　난 현대무용은 정말 모르겠어. 어젯밤에 <봄의 제전>을 봤는데, 음악이랑 배우들의 거친 동작이 내 마음을 흔드는 건 느껴졌지만 왜 그런 건지는 모르겠더라.

칭야 　내 생각에, 이상을 추구하는 사람은 열정적으로 삶을 살아갈 수 있는 것 같아. 고통이 있더라도 그 속에 즐거움도 있는 거지. 요즘 난 항상 내 생활에 활력이 하나도 없다는 생각이 들어. 나중에 나이가 든 후엔 삶에 목표가 없어서 길이 보이지 않을 거라는 생각에 가끔 슬퍼지고, 사는 낙이 전혀 없어.

샤오완 　와! 큰언니 감상 너무 좋다.

이린 　와, 재미있었겠다. 나도 부모님을 보면서 그런 걸 느꼈어. 그런데 또 가끔은 그렇게 힘들게 살면 뭐하나 싶기도 해. 은퇴한 후엔 그냥 즐겁게 잘 살면 되는 거 아닐까? 그러다가 나중에 책을 여러 권 읽고 나서는 어떻게 해야 즐겁게 살 수 있을까를 생각하게 됐어. 원칙적으론 우리는 모두 즐거운 인생을 추구하지만, 사람마다 즐거움에 대한 이해가 다르기 때문에 서로 다른 인생관이 생겨나는 게 아닐까.

칭야   맞아. 나 요즘 늘 그런 생각을 해.

칭야   그런데 요즘엔 마음속에서 우러나는 즐거움을 느낀 적이 없어. 왜 그런지 나도 잘 모르겠어. 그냥 삶에 목표가 없는 것 같고, 막막한 기분이야.

이린   다들 가끔은 막막할 때가 있지. 나도 막막할 때 마음이 안정이 안 되고 허둥거려서 어떻게 해야 할지 모르겠더라.

샤오완   큰언니, 그런 깨달음은 정말 좋은 거야. 그렇게 생활 속에서 지금 느끼는 감정을 깨닫는 거 말야. 그런 감정과 상태를 만든 원인은? 목표가 없기 때문이지. 이렇게 언니 자신에 대해 깨닫는 건 정말 대단해. 변화라는 건 이런 깨달음을 기초로 해서 시작되는 거니까. 이건 아주 훌륭한 첫걸음이야.

(언니가 엄마가 도우미와 함께 운동을 하는 동영상을 보내 줬다)

샤오완   하하하, 난 엄마는 언니가 뭘 시켜야만 따라하는 줄 알았는데, 보다 보니까 엄마도 도우미를 점점 더 마음에 들어 하시는 것 같네.

칭야   응. 방금 엄마랑 얘기를 했는데, 다음부터는 도우미가 오면 카드놀이를 좀 한 후에 같이 운동을 하겠다고 하시네. 엄마가 그러시는 걸 보니까 차마 요양원에 못 보내겠어. 엄마한테 계속 앉아 있지 말고 자주 움직이시라고 했더니 알겠다고 하셨지만, 또 대답만 하고 실천은 안 하시겠지. 일단은 이렇게 하고 나도 한숨 돌려야겠어.

샤오완   지금 엄마는 그나마 언니가 하는 말만 들으시잖아. 그렇다고 언니 말대로 실천하시는 건 아니지만, 최소한 이렇게 소통이 된다는 것만 해도 다행이지. 난 언니 마지막 말에 완전히 동의해. 언니는 우선 한숨 돌려야돼. 지금 이 순간에 엄마 상태가 꽤 좋으니까 이걸 유지하도록 하자. 언니가 심리적으로 해소할 수 있는 방법을 찾는다면 그렇게 해소하는 게 좋겠어. 이걸 언니가 지금 시기에 해결할 과제로 삼아도 좋겠다. 해결하고 나면 언니는 성장할 수 있을 거고, 이 성장이 언니가 감정을 해소하는 데 도움이 될 거야.

칭야   어제 하루 종일 그 문제에 대해서 생각해 봤어. 어떻게 한숨 돌릴 수 있을지 하는 거. 난 아무래도 엄마 상태가 좋아지는지 나빠지는지에 대해서 너무 신경을 쓰고 있어서 계속 긴장하고 있는 것 같아. 어제는 댄스 학원 친구랑 수다를 떨다가 같이 학원에 가서 수업을 듣고, 집에 와서 엄마 앞에서 춤을 췄어. 엄마는 조용히 앉아서 내가 춤추는 걸 보셨어. 잘 췄냐고 물어봤더니 잘 췄다고 해 주셨어…… 이 정도면 좋은 것 같아. 어제는 종일 꽤 기분이 좋았어. 그래서 이런 식으로 외부와 소통하는 걸 유지하고, 나도 더 성장할 수 있게 하려고.

샤오완   언니, 정말 다행이야. 생활 속에서 우선 스스로 조건을 만들어서 감정을 해소하면, 내 주위의 모든 좋지 않아 보였던 일들도 내가 변하는 것에 따라 좋게 변하니까.

물론 '좋다'는 건 결과가 좋다는 건 아냐. 내가 이 일을 다르게 바라보게 돼서, 그 속에서 희망과 기쁨을 찾아낼 수 있게 된다는 거지.

나도 비슷한 경험이 있어. 언니랑 엄마가 생활하는 공간이 아주 좁아지고 개인 공간의 경계가 모호해지면서, 언니는 너무 큰 희망이나 기대, 내지는 언니의 희로애락에 관련된 것들까지 엄마한테 걸고 있었잖아. 엄마는 여러 가지 감각이 퇴화해서 분명히 말할 수도 없고, 언니처럼 그렇게 강렬하진 않겠지만 엄마도 마음속으로는 언니한테 같은 감정을 가지고 있었을 거야. 하지만 우리는 각자 독립적인 개체잖아. 그러니까 언니가 어제 친구랑 만나서 시간을 보낸 건 엄마가 없는 공간을 만들어낸 거야. 그러면, 그 자리에서도 여전히 엄마에 대한 얘기를 하더라도 공간적인 거리가 멀어졌기 때문에 언니는 다른 뭔가를 볼 수 있게 되는 거지. 사람이 어떤 사물 하나만 계속 바라보고 있으면 정확히 볼 수 없고, 조금 거리를 두고 보면 오히려 다르게 보인다고들 하잖아.

엄마를 돌보는 동안 내가 제일 크게 느낀 건, 나를 엄마 입장에 두고 생각하면 곧바로 엄마를 이해할 수 있게 된다는 거야.

아침에 언니가, 엄마한테 무슨 말을 하면 엄마는 알겠다고 대답은 하지만 그게 그 말을 지킨다는 뜻은 아니라고 했지. 그래도 엄마가 그렇게 언니랑 대화를 할 수 있는 것만 해도 정말 기쁘고 감사한 일이라고 생각해. 언니는 정말 대단해.

칭야   응, 마음이 놓이네.

칭야: 오랜 병을 앓는 가족을 대하는 용기

저는 첫째인 칭야입니다. 아빠가 세상을 떠난 후에 저는 이제는 엄마를 잘 돌보면 될 거라고 생각했습니다. 그 당시 우리 자매의 신경은 전부 엄마의 백혈병에 쏠려 있었습니다. 백혈병은 잘 관리되고 있었습니다. 우리는 엄마가 혹시 치매에 걸린 건 아닐까 의심하긴 했지만, 엄마는 놀이나 훈련을 비교적 잘 따라와 줬습니다. 조금 멍해지긴 했지만 우리를 크게 곤란하게 하는 일은 없었죠.

그 때 저는 희망을 가득 품고서 엄마에게 책읽기, 그림그리기, 글씨쓰기, 운동, 놀이를 권하고, 끼니때마다 영양소를 잘 고려해서 식사를 준비했습니다. 이 병은 나아질 수 없는 병이라고 다들 말했지만, 그래도 저는 마음속으로 기대를 가지고서 훈련에 시간과 공을 들이고 치료도 병행하면 어쩌면 기적이 생길지도 모른다고 생각했습니다.

하지만 엄마는 점점 더 조급하게 행동해서 저는 대처할 수가 없었습니다. 끝없이 반복되는 엄마의 무한 반복 모드에 제 평소 성격은 전부 닳아 없어져 버리고 짜증만 남았고, 게다가 밤에 잠도 제대로 잘 수 없어 점점 더 화가 났습니다. 엄마에게 화를 내고 나면 저는 너무나 괴로워서 자책을 했습니다. 나중에 이린은 제게 치매 환자를 보살피는 사람은 정신적인 피해를 입기 쉬운데, 저도 분명히 지금 처한 상황 때문에 정신적 피해가 생긴 거라고 말했습니다. 이린은 이런 상황에 관한 지식을 알려주면서 제가 화를 내고 감정이 폭발하는 건 정상적인 일이니 그대로 받아들여야 한다고 말했습니다. 그리고 제게 책을 추천해 주기도 했습니다.

나중에 이런 일들에 대해 공부하고, 일기를 쓰고, 두 동생들과 대화를 하면서 저는 이런 부정적인 감정이 생기는 진정한 원인을 서서히 알게 됐습니다. 저는 엄마 몸에 이상이 생길 때마다 화가 나고, 분노하고, 가끔은 엄마에게 화풀이를 하고, 심지어 그런 증상이 나타난 게 엄마가 훈련과 치료에 적극적으로 임하지 않아서 그런 거라고 생각하기도 했습니다.

엄마의 병에 대해 현실적이지 못한 환상을 가지고 있었던 것이 제가 부정적인 감정을 느끼는 주된 원인 중 하나였습니다.

저는 종종 엄마가 정말 치매에 걸린 게 맞는지 의심하기도 했습니다. 때때로 엄마는 너무나 정상적으로 보였거든요. 그래서 엄마가 이상행동을 할 때마다 저는 이해할 수가 없었습니다. 이게 제가 부정적인 감정을 느끼는 또 다른 원인입니다.

사실상 이 두 가지 원인 모두 이 병에 대해 이해하지 못해서 생긴 것입니다. 그래서 치매에 관해 공부하고 병에 대해 이해하는 게 부정적인 감정을 피하는 전제조건입니다.

부정적인 감정이 생기는 진짜 원인을 찾는 건 아주 중요합니다. 요 2년간 저는 계속 이것에 대해 공부하고 있고, 자매 채팅방에서도 세 사람 모두 이 화제에 대해 자주 이야기합니다. 이 문제에 관해 생각하지 않는다면 표면적인 것에만 사로잡혀 진정한 문제를 해결하지 못하고, 그런 부정적인 정서에 빠져서 스스로 벗어날 수 없게 됩니다.

예를 들면, 저는 때때로 엄마가 제 말을 듣지 않아서 증상이 더 심해졌다고 원망하곤 합니다. 사실 제 진심은 댄스 학원에 가고 싶은데 엄마를 돌봐야 해서 가지 못하는 게 짜증나는 것일 수 있습니다. 이런 정서의 원인이 댄스 학원에 가고 싶은 거라는 걸 분명히 알았다면, 여기서부터 방법을 생각해 보면 됩니다. 도우미를 고용해서 이 문제를 해결할 수도 있고, 아니면 생각을 바꿔서 집에서 영상을 보면서 춤을 연습해도 됩니다. 이런 생각은 이번에 베이징에서 막내 샤오완이 온라인으로 사람들에게 춤을 가르치는 걸 보고 하게 됐습니다.

하지만 아무리 공부를 하고 반성을 해도 기분이 저조해지는 걸 피할 수는 없습니다. 제 경우에는 요가와 댄스를 연습하고, 자신의 한계에 도전해 어려운 동작들을 하나하나 완성하는 것이 제게 큰 만족감과 기쁨을 주고, 자신감을 가지게 했습니다. 그래서 저는 매일 오후에 요가와 명상을 했습니다. 명상을 하면서 자신의 호흡에 집중하고, 숨을 들이마실 때 대자연이 내 몸에 준 힘을 흡수하고, 내쉴 때는 내 몸 속의 스트레스와 탁한 기운을 배출한다고 생각합니다. 처음에는 집중하기도 힘들고 호흡도 고르지 못했지만, 계속 연습하면서 점점 더 평온해졌습니다.

춤을 배우는 건 그저 몸의 언어를 배우는 것만이 아닙니다. 저는 음악과 아름다움에 대한 감상을 얻었고, 춤을 추면서 자신감도 얻었습니다. 친구도 많이 사귀게 되었습니다. 춤은 아주 재미있는 취미라서 사람이 쉽게 집중하고 몰두하게 만듭니다. 잘 추든 못 추든 상관없이 즐겁고, 걱정을 잊을 수 있습니다.

친척들과 식사를 하면 따뜻한 정을 느낄 수 있고, 스트레스도 해소할 수 있습니다. 저는 성격이 괴팍한 편이라 예전에는 친척들이 모여 식사를 하면 늘 피했지만, 지금은 마음속으로 친척들과 함께 식사할 자리가 생기는 걸 점점 더 바라게 됐습니다. 기회가 있을 때마다 저는 엄마와 함께 식사에 참가합니다. 처음엔 좀 걱정이 됐지만, 나중에는 식사를 할 때마다 친척들이 엄마를 잘 보살펴 주는 걸 보면서 굉장히 감동했습니다.

우리 세 자매도 자주 교류하고 소통하면서 제가 고군분투하는 게 아니라는 걸 느끼게 해줍니다. 문제가 생기면 함께 마주하고, 각자 금전적인 부분을 부담하거나, 힘써야 할 일을 하거나, 혹은 계획을 세우거나 합니다. 우리 자매가 셋이라 정말 다행입니다.

가끔 기회가 있으면 친구들과 대화를 하기도 합니다. 기분이 나쁠 때는 수다를 떨면 스트레스를 풀기 좋습니다.

그 외에도 저는 책을 낭독하는 걸 좋아해서, 짜증이 날 때는 큰 소리로 책을 읽습니다.

2018년 하반기에 저는 이린이 진행한 예술 공동 창작 프로그램인 '기억 대화'에 참여했습니다. 저는 엄마와 함께 옛날 일들에 대해 대화한 후에 이 일화들을 이린과 함께 그림으로 그렸습니다. 이 일은 지금까지 그림을 그려 본 적이 없는 제게 아주 큰 도전이었습니다. 저는 그림을 그리는 일에 푹 빠졌고, 다 그린 후에는 만족감을 느꼈고 점점 더 즐거워졌습니다. 우리가 그린 그림은 나중에 '베이징원' 빌딩에 전시됐는데, 이 일은 제게 아주 큰 격려가 됐습니다. 이 행사는 우리 세 자매를 한데 뭉치게 해 줬습니다. 셋이 함께 어떤 일을 해내는 기분이 정말 좋았습니다.

주님이 엄마를 보살펴 주시고, 엄마가 앞으로 이어질 매일을 평안하게 보내도록 도와주시길 바랍니다.

엄마의 상황은 나날이 나빠지지만, 그래도 살아가야 합니다. 다행인 것은 우리 세 자매가 한마음 한뜻으로 서로 의논하고, 저도 엄마를 보살피는 과정 속에서 성장했다는 것입니다. 이제 저는 부정적인 감정을 해소하는 방법을 알 뿐만 아니라, 엄마에게 문제가 생겨도 차분하게 대처할 수 있게 됐습니다. 제 마음은 점점 더 유연해져서 좀처럼 짜증이 나지 않습니다. 앞으로 어떤 결말이 다가오든, 저는 마주할 용기가 있습니다.

칭야

샤오완: 나는 엄마와 몸짓으로 소통한다

저는 동생 샤오완입니다. 집안의 막내이고, 세 자매 중에서 유일하게 맞지 않고 자란 아이입니다. 저는 부모님의 관용 속에서 자랐는데, 이 점에서 저는 두 언니들보다 운이 좋았습니다.

2018년 여름에 우리 가족은 베이징에 있는 제 집에서 모였습니다. 엄마는 무료한 하루하루를 보냈습니다. 저는 창작무용을 가르치는 선생님이면서 안무가이기도 합니다. 제 학생들 중에는 성인도 있고, 아이도 있고, 특수한 부류의 사람들도 있습니다. 엄마가 치매라는 확정 진단을 받은 후에 저는 종종 잰말놀이의 내용으로 동작을 만들어서 엄마와 함께 놀이를 했습니다.

손가락과 대뇌 사이에는 밀접한 관계가 있습니다. 손의 동작, 특히 손가락의 동작이 더 복잡하고, 정교하고, 숙련될수록 대뇌피질에 더 많은 신경 연결을 일으킵니다. 저는 손가락 운동을 통해 대뇌를 자극하는 게 엄마에게 도움이 될지 확신하지 못했습니다. 하지만, 엄마가 손가락 놀이를 좋아한다는 한 가지만은 확실했습니다. 엄마가 후난으로 돌아간 후에는 화상통화를 하면서 같이 손가락 놀이를 했습니다.

제가 엄마를 위해 만든 짧은 동작들의 공통점은 박자가 단순하고, 구령이 듣기 좋다는 것입니다. 익숙한 동요나 잰말놀이는 엄마의 마음을 편하게 해줬습니다. 여기에 손동작을 더하니 엄마가 말을 좀 더 많이 하게 할 수 있었을 뿐만 아니라, 동작을 통해 언어를 생생하고 뚜렷하게 기억하게 할 수 있었습니다. 손가락 놀이를 할 때 엄마의 집중력은 아주 높아졌습니다. 그건 그 순간에 엄마의 두뇌가 신체에 관여해 함께 움직였다는 뜻입니다. 이 점은 엄마에게 아주 중요합니다. 엄마는 언어를 통해 교류하는 기능이 빠르게 퇴화되어, 좀처럼 말을 하지 않고 고개를 젓거나 끄덕이는 동작만으로 단순하고 기본적인 교류만을 했습니다. 하지만 엄마와 함께 춤을 추거나 놀이를 하는 과정에서, 저는 우리가 몸짓을 통해 소통하고 있다는 걸 분명히 느꼈습니다. 그래서 엄마와 함께 단순하고 유치해 보이는, 심지어 남들이 보기에 마치 제가 어리광을 부리는 것처럼 보이는 동작들을 하는 건 사실 엄마에게는 효과가 있는 일이었습니다. 실제로 제가 엄마에게 이런 짧은 동작들을 가르쳐준 후로 아주 오랜 시간이 지난 후에도 엄마는 이 동작들을 기억했습니다.

엄마는 점점 무표정해졌고, 눈빛은 점점 더 텅 비어 갔고, 자기도 모르는 사이에 이마를 찌푸려 아주 무서운 표정이 되었습니다.

우리는 자주 참지 못하고 물었습니다. "엄마, 기분 안 좋으세요?"

엄마가 말했습니다. "아니!"

언니가 말했습니다. "그럼 좀 웃어 보세요."

엄마는 순순히 웃었지만, 메마른 미소는 채 3초도 가지 않았고, 다시 원래의 무표정한 상태로 돌아갔습니다.

저는 엄마의 이런 모든 행동들이 감각과 지각 능력이 퇴화해서 생긴 거라는 걸 알고 있습니다. 저는 엄마의 세계에서 보낸 신호를 수신할 수 있습니다. 의식의 차원에서 느끼는 게 아니라, 제 몸속 깊은 곳에서 진실하게 느낄 수 있었습니다. 저는 더 이상 엄마에게 웃어 보라고 요구하지 않고, 엄마와 함께 웃는 연습을 했습니다.

저와 엄마는 화면을 사이에 두고 떨어져 있지만 마치 서로 거울을 보는 것 같았습니다. 우리는 피부를 만지는 것부터 시작했습니다. "잡고, 누르고, 쥐고"라는 동작들은 기억하기 쉽고 생생하고, 구령은 듣기 좋으며, 동작의 질감도 가지고 있습니다. 이 때 언어는 곧 동작이고, 동작은 언어를 표현합니다. 엄마가 따라하기에도 쉽고 재미있습니다. 이런 방식은 엄마의 기억을 가볍고 유쾌하게 안마하는 것과 같습니다. 중요한 건 엄마가 얼굴 근육을 움직이게 하는 것 외에도, 마지막엔 즐겁게 웃게 하는 것입니다. 이 과정에서 저는 제 동작을 분명하고 확실하게 하고, 혼란스럽지 않게 해서 동작을 통해 엄마에게 안전하다는 신호를 줍니다. 저는 엄마도 같은 느낌을 받았을 거라고 믿습니다. 이런 심리와 감정 상태는 서로 전달되는 거니까요.

엄마와 함께 몸짓으로 놀이를 할 때는 박자를 잘 맞추는 게 중요합니다. 박자는 안정적인 율동으로 연결되고, 율동은 또 활동으로 연결됩니다. 저는 보통 엄마가 지금 취하고 있는 있는 동작에서 출발해 처음에는 천천히, 안정적으로 동작을 진행하고 계속 반복하다가, 엄마가 익숙해졌다는 느낌이 들면 거기에 새로운 동작이나 박자를 더해 패턴을 가진 동작으로 발전시킵니다. 큰언니는 엄마와 함께 공을 던지고 받는 놀이를 자주 했는데, 처음에는 단순히 상대방이 던진 공을 받아서 다시 던지는 놀이였습니다. 엄마는 공을 아주 힘차게, 빠르게 던졌는데, 공을 받은 다음에 조금도 기다리지 않고 곧바로 던졌습니다. 그래서 저는 언니에게 그 사이에 "여기 봐라, 던진다~"라는 말과 동작을 더해 박자를 만들어 보라고 했습니다. 이 방법은 아주 효과적이어서, 엄마는 곧바로 익혀서 박자에 맞춰 공을 던지게 되었습니다. 이 동작에 익숙해진 다음에 저는 여기에 다른 동작들을 더했습니다. 예를 들면 던지고, 만지고, 한 바퀴 돌고……. 하는 등의 동작을 더해 패턴을 만드는 것입니다. 이렇게 차례대로 진행하는 방식으로 엄마가 동작과 말을 기억하게 돕습니다. 박자와 동작과 말이 이끌어 줘서 엄마는 아주 능숙하게 할 수 있게 되었습니다.

엄마는 밥 때가 되기도 전부터 식탁 앞에 허리를 꼿꼿하게 펴고 앉아 밥 먹기를 기다리곤 했습니다. 엄마의 주의를 분산시키고 초조한 마음을 완화시키기 위해 저는 엄마와 함께 식탁을 두드리는 놀이를 했습니다. 손과 팔꿈치로 식탁을 두드리고, 손뼉을 치고, 서로 손바닥을 맞대는 동작을 순서대로 하고, 그 다음엔 양손을 멀리 뻗는 동작을 넣고, 거기에 엄마가 원래 알고 있는 얼굴 운동까지 더해서 두어 번 반복하고 나면 어느새 밥 먹을 시간이 됩니다.

엄마는 이런 놀이를 아주 잘 따라했습니다. 속도를 좀 느리게 하기만 하면 엄마는 제 동작을 거의 그대로 따라해 완성했습니다. 앞에서 말한 손가락 놀이 외에도, 저는 동작을 만들 때 일부러 몸을 서로 부딪치고, 몸 어딘가를 누르는 동작을 넣어 엄마에게 몸의 존재를 느끼게 했습니다. 혼자서 동작을 하기도 하고, 제가 엄마를 도와주기도 하고, 엄마가 저를 도와주기도 하는 과정에서 감정적으로 교류할 뿐만 아니라 운동도 됩니다. 저는 특히 엄마가 주동적으로 제 얼굴이나 어깨 등에 손을 대는 동작을 좋아합니다. 엄마와 몸이 닿을 때 행복을 느낍니다. 엄마가 아직 이런 동작을 따라하고 구별할 수 있다는 걸 알 때, 엄마와 손이 제대로 맞닿았을 때 저는 일부러 크게 반응을 해서 엄마가 소리 내어 웃게 만듭니다.

작은언니 이린이 저와 엄마가 몸짓으로 소통하는 모습을 그림으로 그렸습니다. 이 그림들은 제가 말로 설명하는 것보다 훨씬 직관적입니다. 제 얘기가 치매 환자 가족들에게 조금이라도 깨달음을 준다면 정말 좋겠습니다. 남을 도울 수 있다면 저뿐만 아니라 엄마도 아주 기뻐할 것입니다.

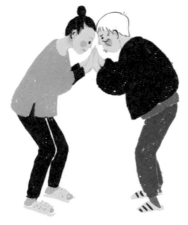

동생은 몸으로 하는 여러 가지
놀이를 만들어 엄마와 함께
했다. 엄마는 아주 열심히
따라했다.

교대로 상대방의 어깨와 얼굴을 가볍게 두드리는 동작이 있었다.
엄마는 '짝, 짝' 하고 동생을 쳐서 동생이 깜짝 놀라게 만들었다.
엄마 손이 너무 매웠던 것이다.

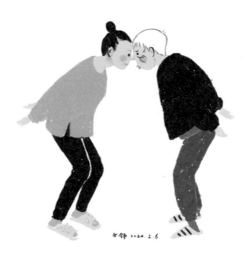

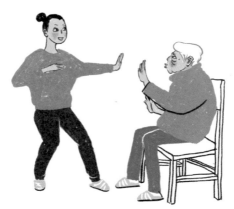

동생은 엄마와 함께 손바닥을 마주치는 놀이를 했다. 손을 맞대는 위치를 계속 바꿔서 난이도를 올렸는데, 엄마는 꽤 잘 쫓아갔다.

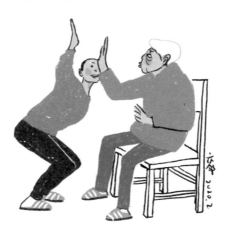

돌아다니지 않고 가만히 있으니 엄마 발의 상처가 좀 나아졌다. 동생은 뜻밖에 엄마의 박자 감각이 꽤 좋다는 걸 발견했다. 엄마는 동생이 만들어낸 박자를 전부 따라할 수 있었다.

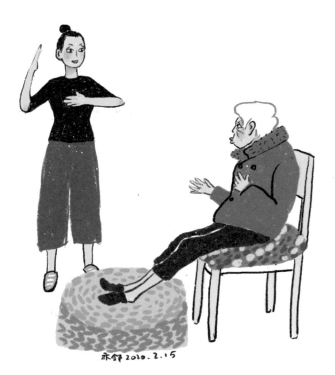

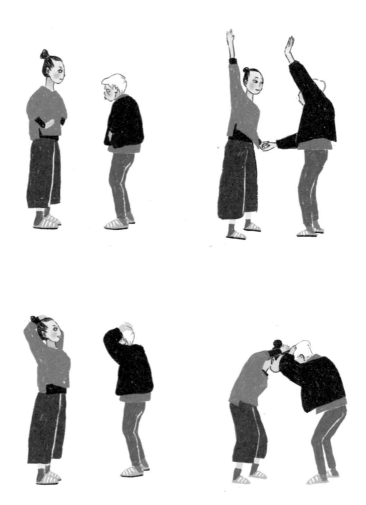

440

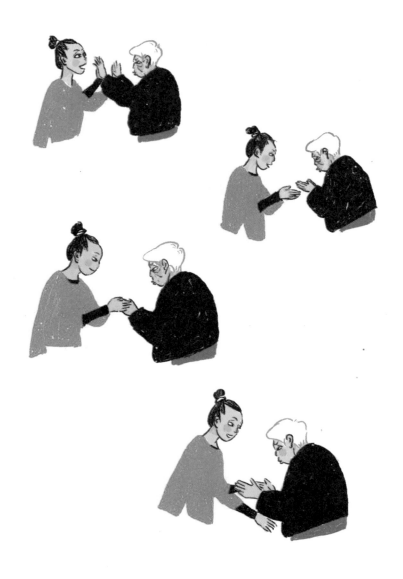

엄마는 고개를 끄덕이면서
자발적으로 손가락을 뻗어
동작을 해 보이고, 입으로는 구령을
읊었다. 발음이 불분명하고 두
군데쯤 틀리기도 했지만, 그래도
우리는 아주 기뻤다.

엄마, 우리 또
손가락 놀이 해요!

지난번에 가르쳐
드린 거 기억나세요?

와, 엄마 정말
대단해요! 이렇게
오래 지났는데
아직도
기억하시네요!

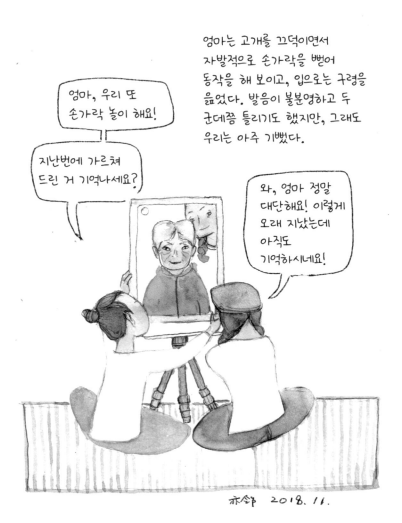

赤金 2018. 11.

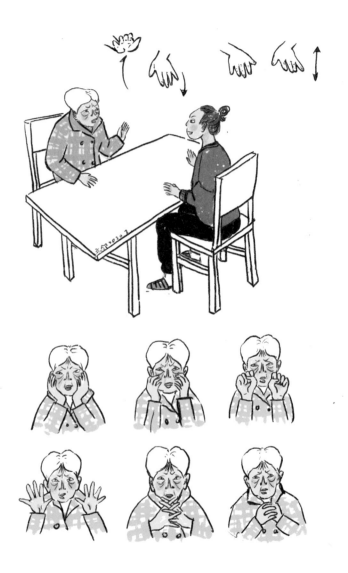

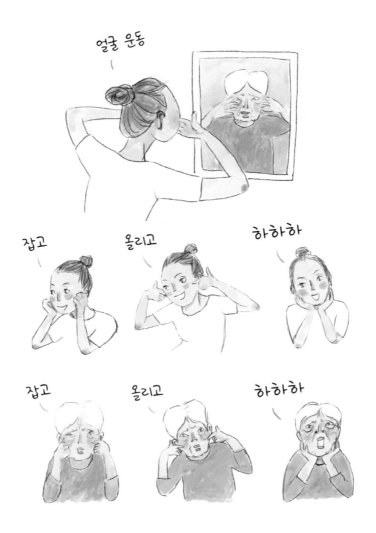

저는 박자와 곡조를 더한 신체 동작을 통해 엄마가 익숙한 곡조 속에서 활력을 되찾을 비결을 찾아내 부정적인 감정을 해소하도록 돕고, 엄마가 신체활동을 더 많이 하게 해서 대뇌를 단련해 뇌의 퇴화를 늦출 수 있기를 바랐습니다.

이 방법은 재미있고 흥미로워서 엄마도 아주 좋아했습니다. 나중에는 우리 가족 모두가 이런 방법을 계속 사용하게 됐습니다. 엄마가 바깥 세계에 대해 마음의 문을 점점 더 닫아 갈 때, 저는 춤을 통해 엄마와 교류하고, 서로 영향을 주고, 존중하고, 믿는 친밀한 관계를 쌓았습니다. 춤의 동작은 교량이고, 통로이고, 동력입니다. 저는 춤과 놀이를 통해 엄마와 몸의 소통을 하고, 엄마의 속마음을 열어볼 수 있어서 정말 다행이라고 생각합니다.

샤오완

시간에 갇힌 엄마

I STILL REMEMBER

1판 1쇄   2023년 3월 20일
ISBN   979-11-92667-14-0

저자   이린
옮긴이   박희선
편집   김효진
교정   황진규
디자인   우주상자
펴낸곳   마르코폴로
등록   제2021-000005호
주소   세종시 다솜1로9
이메일   laissez@gmail.com
페이스북   www.facebook.com/marco.polo.livre